在宅医療の真実

小豆畑丈夫

光文社新書

目次

第2章　初めてでもうまくいく在宅医療の受け方　53

第6章 在宅医療の落とし穴は「急変時の対応」 169

第7章　在宅医療と救急医療の連携はいかに可能か　203

編集協力　藤山和久
橋口佐紀子

はじめに

私は医師ですが、在宅医療が専門ではありません。

在宅医療専門のクリニックを運営しているわけでもありません。

東京にある大学の医学部を卒業し、母校の大学病院に就職して外科医として10年間修練を積みました。その後、大学病院の救命救急センターで10年間、救急医として働いてきました。

大学病院生活の後半は、緊急手術と重症患者の集中治療ばかりしていました。交通事故や転落外傷で臓器がばらばらになった方、胸や腹を包丁で刺された方、腸に穴が開いて腹の中に便がばらまかれ腹膜炎を起こして瀕死の方、そのような患者さんたちを治療する、いわゆる救急外科医として、一刻を争う手術と高度な医療機器を駆使する現場にずっと身を置いてきたのです［写真0－1］。

そんな救急外科医が、なぜ在宅医療に関する本を書くのか？

「救急外科医は在宅医療とは無縁だろう」

「素人の意見なんか興味ないよ」

そんな声が聞こえてきそうです。しかし、私にはどうしてもこの本を書いておきたい理由がありました。それは、在宅医療を取り巻く昨今の風潮にとても強い危機感を抱いているためです。その危機感とは、一言でいえば「在宅医療＝在宅での看取《みと》り」という捉え方です。

在宅医療に関する本や雑誌が、このところずいぶん充実してきました。書店で平積みにされているものを手に取ると、表紙や目次にたいていこんな言葉が並んでいます。

「それでもあなたは病院で死にますか？」

「在宅で愛する人を看取るということ」

そういう文言を見つけるたびに、私は「あぁ、また在宅看取りの本か」と肩を落としてしまいます。

テレビも同じです。

近ごろは在宅医療をテーマにしたドキュメンタリー番組がたくさん放映されていますが、そのクライマックスになるのは、やはり在宅での看取りです。

「がん末期の患者さんを在宅で献身的に支える家族の

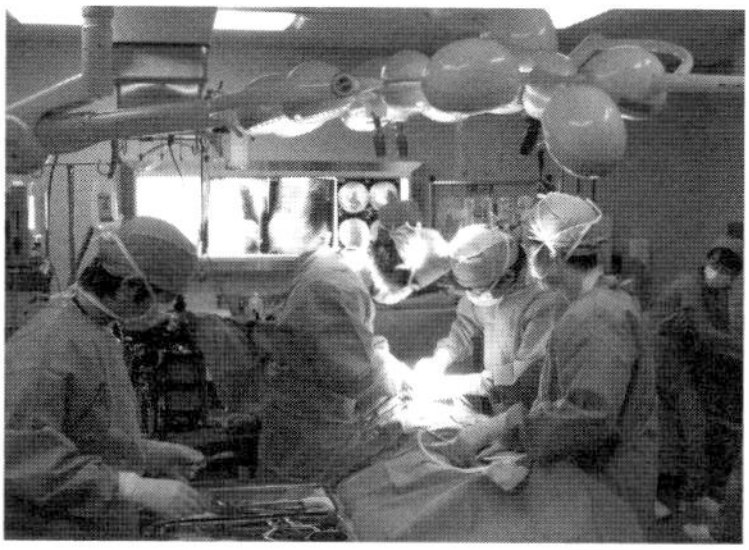

写真 0-1　日本大学医学部附属板橋病院救命救急センターの様子。夜間の緊急手術。左から 2 番目が筆者（2006 年）

姿」「自宅で最後を迎えさせてあげた家族が、自宅で看取ってあげられて本当に良かったと涙ながらに語る姿」。私はそのようなシーンを見るたびに、「この人たちは偉いな」と素直に思います。と同時に、「いったい、世の中の何パーセントの人がこういうふうに自宅で家族を見送れるだろうか」とも感じています。

多くのメディアが「在宅医療＝在宅での看取り」と捉える傾向が強いのは、そのほうが読者や視聴者の共感を得やすいからなのかもしれません。しかし私は、在宅医療を理想的な看取りの医療と短絡的に結びつけられることに、とても強い違和感を持ち続けています。なぜなら在宅医療とは、必ずしも「看取りを前提とした医療ではない」からです。むしろ、患者さん一人ひとりの「生きる」を支える医療が在宅医療だと私は考えています。

在宅医療に対する違和感はもう一つあります。

それは、「在宅医療は在宅だけで完結する」と考えている人がとても多いことです。私の専門は外科や救急科ですが、在宅医療の患者さんとは毎日のように接しています。在宅医療の患者さんの具合が悪くなると、すぐさま救急車で私の病院に運ばれてくるからです。つまり、在宅医療は在宅だけでは完結しないのです。また、読者のみなさんは、具合の悪くなった患者さんがすぐに救急車で運ばれてくるのは当然のことと思われるかもしれません。しかし、在宅医療の現場ではこれが当たり前のように行われないケースが多々あります。

つい最近、私の病院に、地域医療の勉強のためにやってきた医師がこんなことをいっていました。医師になって2年目のまだ若い研修医です。

「私の祖母は、亡くなる前は自宅で訪問診療を受けていました。90歳代で亡くなりましたが、亡くなる数カ月前に一度、自宅で意識を失ったことがありました。すぐに母から連絡があったので、私は『急いで救急車を呼んで』と伝えたんです。すると母は、『在宅医の先生から、訪問診療は一度始めたら救急車を呼んではいけないといわれている』というのです。今にして思えばおかしな話ですが、そのときは『在宅医療ってそういうものなのかな？』と思ってしまいました」

詳しくは本篇で述べますが、在宅医療の現場には「在宅医」と「救急医（病院医）」という2種類の医師が関わります。しかし、一般の人の多くは（医療のプロも含めて）在宅医療は在宅医がすべてを担っていると勘違いしているところがあります。そんな誤解が在宅医療の現場を混乱させている場面に、私は何度も遭遇してきました。

これらの問題を少しでも解決できる糸口になればという思いが、私が本書を執筆した理由

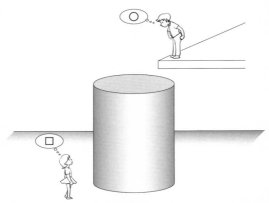

図0-2　視点が変わると大きな円柱形も四角形や円形に見える。四角形に見える人と円形に見える人が互いのイメージを持ち寄って初めて真の姿が現れる

です。

大きな円柱形の立体物は、空を飛ぶ鳥のようにぐるりと俯瞰《ふかん》した位置から見て初めて円柱形だと分かります。しかし、視点が正面に固定されていれば、目の前の立体物は四角形にしか見えません。また、真上からまっすぐ見下ろせば円形にしか見えないでしょう。「私の視点から見ると四角形だったよ」「私の視点からは円形でした」。視点の異なる２人が情報を持ち寄って初めて、「あれは本当は円柱形ではないのか」と考え始めます［図０－２］。

在宅医療もこれに似ています。

これまで在宅医療は、在宅医療の〝専門家〟によって「四角形」ばかりが語られてきたように思います。しかし、私のような救急医にはそれが「円形」に見えることがあります。ですから、これまで世間一般に知られてきた在宅医療と私が日々直面している在宅医療、この2つを重ね合わせて初めて、在宅医療の本当の姿が見えてくるような気がしているのです。

本書は、在宅医療に関わる救急医の立場から見た「もう一つの在宅医療」について、その問題点、改善策などを著したものです。とはいえ、専門家による専門家に向けた提言ではありません。むしろ、在宅医療については、聞いたことはあるけれど中身はよく知らないという一般の方を念頭に執筆いたしました。すでに在宅医療を受けていらっしゃる患者さんやそのご家族、また、これから在宅医療と関わるかもしれないすべての方に、現場の救急医から見た在宅医療の姿が少しでも参考になればと願っています。

なお、難しい医療用語の解説などは巻末にまとめました。［参考］とある箇所は巻末（241ページ）で詳しい説明をご確認ください。

［1－1］などの表記は、各章末に出典やURLを示しています。

第1章　在宅医療は「より良く生きるため」の手段

急拡大する在宅医療

みなさんは、今、日本の医療がどこで行われているかご存じでしょうか？

「病院や診療所で行われている」。そう思われている方が多いかもしれません。たしかに20年ほど前まではそうでした。しかし、今は少し状況が変わっています。

２０１８年１月26日、朝日新聞の第１面に医療者のあいだでちょっと話題になった記事が掲載されました。次のような記事です。

在宅医療、２０２５年に100万人超　厚労省推計

団塊の世代がすべて75歳以上となる２０２５年に在宅医療を受ける人が100万人を超えることが、厚生労働省の推計で分かった。現在の1.5倍以上の規模になる。各都道府県は国の算定方法に基づく詳細な推計を実施。これを踏まえて年度内にまとめる医療計画で、在宅医療の態勢作りを加速させる方針だ。

自宅や介護施設で訪問診療を受けた人は16年６月時点で約67万人いる。厚労省は今後の高齢者の増え方を考慮し、25年の利用者数を約100万人と推計。現在の入院患者のうち、

軽症で本来は入院の必要がない高齢者らが25年時点で約30万人いるとして、その一部も在宅医療の対象に加えた。

医療費の抑制も狙い、政府は入院患者を在宅医療に移す流れを進めている。25年の入院患者用のベッドは現在より10万床以上減らして約119万床とする計画だ。その分、在宅医療の受け皿を増やすため、24時間態勢で診療したりケアをしたりする医療機関や介護事業者への報酬を手厚くして後押しする。[1-1]

背景の説明も加えながら、私なりに「翻訳」してみます。

日本の高齢化は現在も進行中で、２０２５年には75歳以上の人口がピークに達することが知られています。今（２０１８年当時）の診療体制をそのまま維持すると、２０２５年には本来入院の必要がない高齢者が年間30万人も病院に入院することになるという試算があります。それでは医療費が増大し国が破綻しかねません。それを避けるため、国は、軽症の高齢者は入院させず在宅医療で診る診療体制に政府主導で変更していくことにしました。これにより、２０２５年までに入院用のベッド10万床以上の削減を目指します。削減分の受け皿としては、訪問診療・介護の報酬を増やすなどして在宅医療の整備に力を入れます。その結果、厚生労働省の試算によると、在宅医療を受ける患者さんは２０１６年の年間67万人から２０２５年には100万人に増加する見込みです。

病院医療から在宅医療へ転換する政府の誘導は、２０２０年12月現在、すでに成果を上げています。厚生労働省の報告によれば、わが国で在宅医療を受けている患者さんは、２００５年から２０１７年のあいだに約３倍に増加しています。[1-2] 冒頭の問いに答えるとするなら、現在の日本の医療は「医療機関（病院・診療所）と在宅の２カ所で行われている」ということになります。

何事もそうですが、新しい制度が急速に広がると必ず新しい問題が発生します。在宅医療もまさにその渦中にあるのですが、大切なのは目の前の問題から目を背けることなく、むしろその問題を通して新しい制度の持つ意味を深く問い直すことではないかと思います。

たとえば、外科や救急科を専門とする私のような医師にとって、在宅医療の問題といえば真っ先に次のような事柄が思い浮かびます。

自宅にいて症状を悪化させる患者さん

「どうしてこんなに悪くなるまで、在宅で診ていたのだろう」

「もっと早く病院に連れて来てくれていたら、楽に治療できたのに」

　在宅医療を受けている患者さんが救急病院に運ばれてきたとき、病院側の医師がたびたび抱く思いがこれです。私も大学病院の救命救急センターで働いていたときは、毎日のように同じことを感じていました。

　救命救急センターとは、すぐに治療をしなければ命に関わるような最重症の患者さんを受け入れ、救命医療を行う医療機関です。在宅医療を受けている患者さんが救命救急センターに運ばれてくるということは、「症状が極度に悪化するまで自宅に引き留められていた」ということです。

　たとえば肺炎の患者さんであれば、自宅で高熱が出て呼吸困難に陥《おちい》り、人工呼吸器［参考1］をつけざるを得ないような状態になって初めて救急病院に運ばれてきます。これらの患者さんの多くは、在宅医療を受けているあいだに肺炎と診断できなかったわけではありません。担当の在宅医は血中酸素飽和度［参考2］を測ったり、血液検査を行ったり、ポータブルのエックス線撮影装置で肺の画像を撮影したりして、何日も前から肺炎の徴候を見つけています。しかし、「在宅で1週間ほど様子を見ているうちに」症状をどんどん悪化させていくのです。もう少し早く病院へ連れて来ていれば、人工呼吸器をつけるような状態にはならず、薬だけで治療してすぐに退院できたはずです。そのような事例はこれまでたくさんありました。

肺炎だけではありません。心不全を悪化させて運ばれてくる患者さん、糖尿病を悪化させて運ばれてくる患者さん（血糖値が上がりすぎて意識を失う「糖尿病性ケトアシドーシス昏睡」という病態があります）、さまざまな患者さんが、病院に運ばれてくるタイミングがいつもワンテンポ遅いのです。

どうしてそのようなことが起きるのでしょうか？　理由は2つ考えられます。

一つは、在宅医のなかに「在宅医療でできる治療と病院でできる治療はたいして変わらない」と考えている医師が少なからずいるということ。もう一つは、在宅医と救急医のあいだに普段から緊密な連携が取れていないため、内心は「病院で診てもらったほうがよいのではないか」と思いつつも、なかなか行動に移せずじりじりと時間だけを浪費する在宅医がいるということです。その結果、在宅でぎりぎりまで引っ張ってしまう事態に至ります。

医師にすべての責任があるともいい切れません。患者さんやご家族の強い思いが在宅に必要以上に引き留めてしまうという側面もあります。強い思いとは、「ここまで頑張ったのだから最後まで自宅で」という思いです。患者さん、ご家族のなかに、「最後は必ず自宅で看取りたい（看取られたい）」という思いがあると、病院で治療すればまだ十分回復できる段階であるにもかかわらず、患者さんをあえて自宅に留めておくことがあります。これも病院への搬送を躊躇《ちゅうちょ》させる一因になっています。

在宅医療＝終末期医療、という誤解

「最後まで自宅で」という思いにとらわれる方のなかには、そもそも在宅医療に対する認識にかたよりがある方がいらっしゃいます。たとえば、在宅医療と聞くと即座に終末期医療をイメージされるような方です。

終末期とは、どのような医療を行っても効果が期待できず、余命数カ月以内と判断される時期をいいます。その時期に行う医療が終末期医療です。一般に余命を宣告されると「最後は自宅で迎えたい」と考える患者さんが増えます。医師もそのように勧めるケースがあります。このように、終末期の患者さんが自宅に帰って受ける医療を在宅医療である、と勘違いされている方は少なくありません。特に、まだ自分自身や親御さんが病院のお世話になることの少ない若い世代に、そのような傾向が見られます。在宅医療に関する本やドキュメンタ

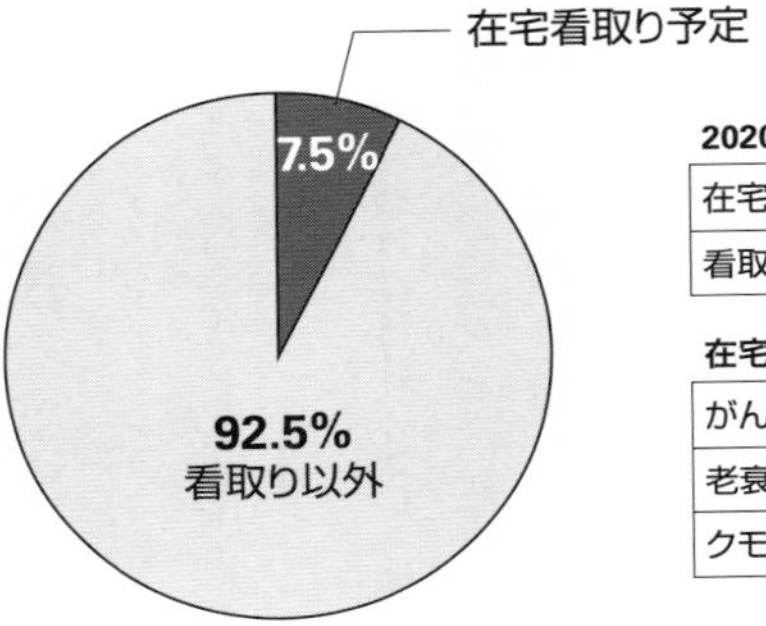

2020年10月現在、全106名

在宅看取り予定	8名
看取り以外	98名

在宅看取り予定患者8名の内訳

がん	6名
老衰	1名
クモ膜下出血後遺症	1名

出典：青燈会小豆畑病院非公開データより

図1-1　青燈会小豆畑病院の訪問診療における在宅看取り予定患者とそれ以外の比率

リー番組では、「最後をいかに自宅で看取るか」が一つの山場として切り取られ、フォーカスされているからかもしれません。

しかし、それが在宅医療のすべてではありません。むしろ、在宅医療における終末期医療の割合は全体のごく一部というのが現実です。

今、私の病院が提供する在宅医療サービスを受けている患者さんのうち、在宅での看取りを予定している終末期にあたる方は全体の1割弱です。そのほかの9割は来年も再来年も元気に生きていくために在宅医療を受けています［図1－1］。これは、在宅看取りに力を入れている医療機関でもさほど変わりません。多いところでも、看取り目的で在宅医療を受けている患者さんの割合は２割程度だと思います。

在宅医療と終末期医療に対する誤解は、救急医療の現場でも頻繁《ひんぱん》に顕在化します。よくあるのが、在宅医療を受けている高齢の患者さんが急な痛みなどで病院に運ばれてくると、ご家族が「延命治療は望みません」と治療を拒否されるケースです。すぐに適切な治療をすれば助かる見込みが十分あるにもかかわらず、ご家族に治療を拒まれてしまうのです（第６章で詳述）。

延命治療とは、どのような治療を行っても助かる見込みのない患者さんに、生命を維持するためだけに行う治療をいいます。その定義を満たしているのであれば、延命治療は望まないという意思表示は私にも理解できます。しかし、治療をすれば治る可能性がある場合は、延命治療とはいいません。患者さんが高齢であろうと若齢であろうとそれは同じです。にもかかわらず、「最後は自宅で」という思いが強いご家族のなかには、病院に運ばれて治療を受けることはすべて延命治療になるのだと勘違いしている方がいらっしゃいます。これもまた、「在宅医療とは、終末期医療である」というイメージからくる誤解の一つなのだと思います。

在宅医療の適応は「通院困難」な状態

在宅医療については、本書で初めて学ばれる方も多いと思います。そこで、在宅医療とはどのような医療なのかについて、ここで改めてご説明しておきましょう。

在宅医療とは、簡単にいえば医師や看護師などの医療者が患者さんのご自宅などに赴《おもむ》いて行う医療のことです。患者さんが病院や診療所に行くのではなく、患者さんが生活している場所に医療者が赴きます。

通常、風邪を引いた、骨折をした、がんの疑いがある……など健康状態が悪くなると、患者さんは、まず病院や診療所に行って診てもらいます。その結果、病院の外来や診療所に通院して治療を続けるか（外来医療）、病院に入院して医療を受けるか（入院医療）を医師から提案されます。このとき、現在はもう一つの選択肢として在宅医療があがるようになりました。入院するほどではない、あるいは入院しても医学的にはあまりやること（できること）がない。けれど継続的な診療は必要。かといって何らかの原因で定期的な通院は難しい。そんなときは在宅医療が有力な選択肢となるのです。

そこから、在宅医療は外来医療や入院医療に次ぐ「第3の医療」と呼ばれることもあります。また、特定の病気や臓器を治療する「治す医療」に対し、「支える医療」と呼ばれることもあります。

在宅医療の対象となるのは「通院が困難」な患者さんです。スタスタと歩いて病院に行ける患者さんに在宅医療を提供することは保険診療では認められていません。では、「通院困難」とはどういう状態を指すのか。これにはいろいろなケースがあります。

いちばん多いのは、病気や障害、加齢のために日常生活に必要な動作の能力（ＡＤＬ：Activities of Daily Living）が低下している、歩けない、寝たきりに近い状態になっているなどの場合です。認知症やうつ病、統合失調症などの精神的な病気で一人での外出が難しい場合なども該当します。

そのため、在宅医療を受けるのは高齢の方が多くなりますが、さりとて在宅医療は高齢者のための医療というわけでもありません。小児麻痺《まひ》や先天性疾患などを抱えながら自宅で生活しているお子さん、治療が難しいがん患者さん、神経難病で在宅人工呼吸器を装着している方など、在宅医療を受けている患者さんのなかには若い方もたくさんいます。いずれも終末期かどうかは関係ありません。年齢、病気の種類を問わず、在宅医療という選択肢は一般の人が思われている以上に、実はとても身近なものなのです。

身近に在宅医療が迫る2つのパターン

病気はある日突然やってきます。したがって、在宅医療の検討に迫られる瞬間も、多くはある日突然やってきます。たとえばこんなケースです。

自宅で普通に暮らしていた80歳代の方が、ちょっとした段差でつまずいて足を骨折しました。医師の診断は、1カ月ほど入院が必要。それくらいの期間があれば骨折は十分治ります。しかし患者さんが高齢の場合、ベッドの上に1カ月もいると筋肉がどんどん衰えて足腰が弱ってきます。ぼんやり天井を眺めていると認知機能が衰え、話している内容が急に怪しくなります。認知症、いわゆるボケという症状です。すると、入院のきっかけとなった骨折は回復しているのに、入院前はすべて自分でできていた身の回りのことがほとんどできなくなることがよくあります。

このとき、突如、選択肢にあがるのが在宅医療です。

「退院はできますが、入院前と同じような生活は難しくなっています。訪問介護や訪問看護、訪問リハビリ、訪問診療といった在宅医療を取り入れていきましょう」

退院の見通しが立った頃、主治医からそのような提案があります。それまで、退院すれば以前のような暮らしに戻れると信じていた患者さんやご家族はここで急に慌てふためきます。

「患者さんの面倒は誰が見るのか？」

それまで考えもしなかった現実が目の前に急に現れるのです。このように、在宅医療が始まるきっかけで多いのは入院です。今後、高齢のご家族が入院されるようなことがあれば、その後の展開として在宅医療がやってくるかもしれないと、頭のどこかに入れておかれるとよいかもしれません。

在宅医療がやってくるもう一つのケースは、通院が難しくなった場合です。加齢などにより足腰が弱くなると、それまで定期的に通っていた病院や診療所への通院が難しくなります。すると、かかりつけ医から「そろそろ在宅医療に切り替えましょうか」と提案されることがよくあります。

こちらのパターンは「突然」ではありません。「在宅医療という方法もありますよ」と、かかりつけ医から前もって提案されることが多いので、それなりに準備期間があります。患者さんやご家族が、在宅医療に関する情報を集めて心づもりをする時間です。

私も外来で診ている患者さんに在宅医療を勧めるときは、なるべく早めに提案するようにしています。「そろそろ通ってくるのが大変じゃない？」「こちらから訪問診療に行こうか？」など、患者さんの様子を見ながら早め早めに手を打ちます。在宅医療に関するパンフレットを渡したり、在宅医療を担当している医師と話をする機会を設けたりして、十分に時間をかけて移行していきます。なかには、「そろそろ」と最初に切り出してから1年以上経っても、「まだいいです」と車いすに乗ってご家族と通院されている患者さんもいます。「通院困難」という在宅医療の条件は、患者さんの状態だけでなくご家族の介護力にも左右されるといえます。

若者は働き、高齢者は病院へ

在宅医療という言葉が一般にも普及し始めたのは20年ほど前、わりと最近のことです。それまでは、医療といえば外来医療と入院医療でした。そこにどうして在宅医療という選択肢が加わることになったのでしょうか。理由を探っていくと、最終的には国の医療政策の方針転換に行き着きます。

ざっくりいえば、在宅医療が私たちに身近な医療となり始めたのは、近年「国が在宅医療を後押ししているから」です。ひと昔前には「高齢者は病院へあずけましょう」という時代もありました。しかし現在、超高齢社会を迎えたわが国の医療財政は非常に厳しくなっていて、入院医療のように「お金のかかる医療」は誰もが受けられる時代ではなくなっているのです。

わが国の医療行政を簡単に振り返ってみましょう。

1969年生まれの私が子供だった頃、今では信じられませんが高齢者の医療費は無料という時代がありました。1972年に老人福祉法が改正され、翌年から70歳以上（寝たきりなどの場合は65歳以上）の高齢者の医療費はすべて公費で負担するという「老人医療費の無料化」が始まったのです。高齢者にとっては恵まれた時代でしたが、そこには負の側面もありました。「どうせ無料だから」と気軽に医療を受ける高齢者が増え、1970年から75年までの5年間で、70歳以上の受療率（医療を受けた人の割合）は約1.8倍にも増えたのです。[1-3]

私の父が茨城県那珂《なか》市に今の小豆畑《あずはた》病院を開院したのは1980年、老人医療費無料の時代でした。

当時は、外来も入院も高齢患者の占める割合が急激に増え、外来の待合室はまるで高齢者のサロンのようだったといいます。顔見知りの患者同士が、「しばらく顔を見なかったわね」「なあに、具合が悪くて病院に来られなかったのよ。ようやく体調が良くなったから今日は薬をもらいに来たの」なんて会話を繰り広げている。そんな笑い話もありました。

その頃、寝たきりの高齢者ばかりを入院させる、いわゆる「老人病院」が全国的に増えていきます。老人医療費の無料化が始まる前の1970年に約106万床だった病床数は、75年には10万床増の約116万床になり、80年には130万床を超えました[1－4]。

高齢になった親が歩けなくなったり、トイレに行けなくなったり、寝たきりになったりすると、子供たちは親を無料で病院にあずけます。高齢者は糖尿病、慢性腎不全、心臓病など、慢性的な病気を何かしら持っているので病院側もどんどん引き受けます。おかげで働き盛りの若い世代は、親を無料で診てもらいながら自分の仕事に専念することができました。日本経済の急成長の陰にはそうした「支え」もあったといえます。

私たちの死に場所が「自宅」から「病院」に移っていったのもちょうどその頃でした。自宅で死亡する人と病院で死亡する人の数が逆転したのは、老人医療費の無料化が行われた3年後の1976年のことです[1－5]。1951年は病院で死亡する人は11・62％でしたが、その後は病院死がぐんぐん増え、2000年頃には病院で亡くなる人が約80％に達しました。病院で亡くなることが、日本の社会では当たり前になったのです[1－6]［図1－2］。

前述のように、高齢者が長く入院しているとだんだんと体力が落ちてきます。特別な治療を受けるわけでもなく長期間入院して口から食事をとれなくなると、太い血管に高カロリーの栄養剤を注入して栄養を摂り入れる治療（TPN：Total Parenteral Nutrition［中心静

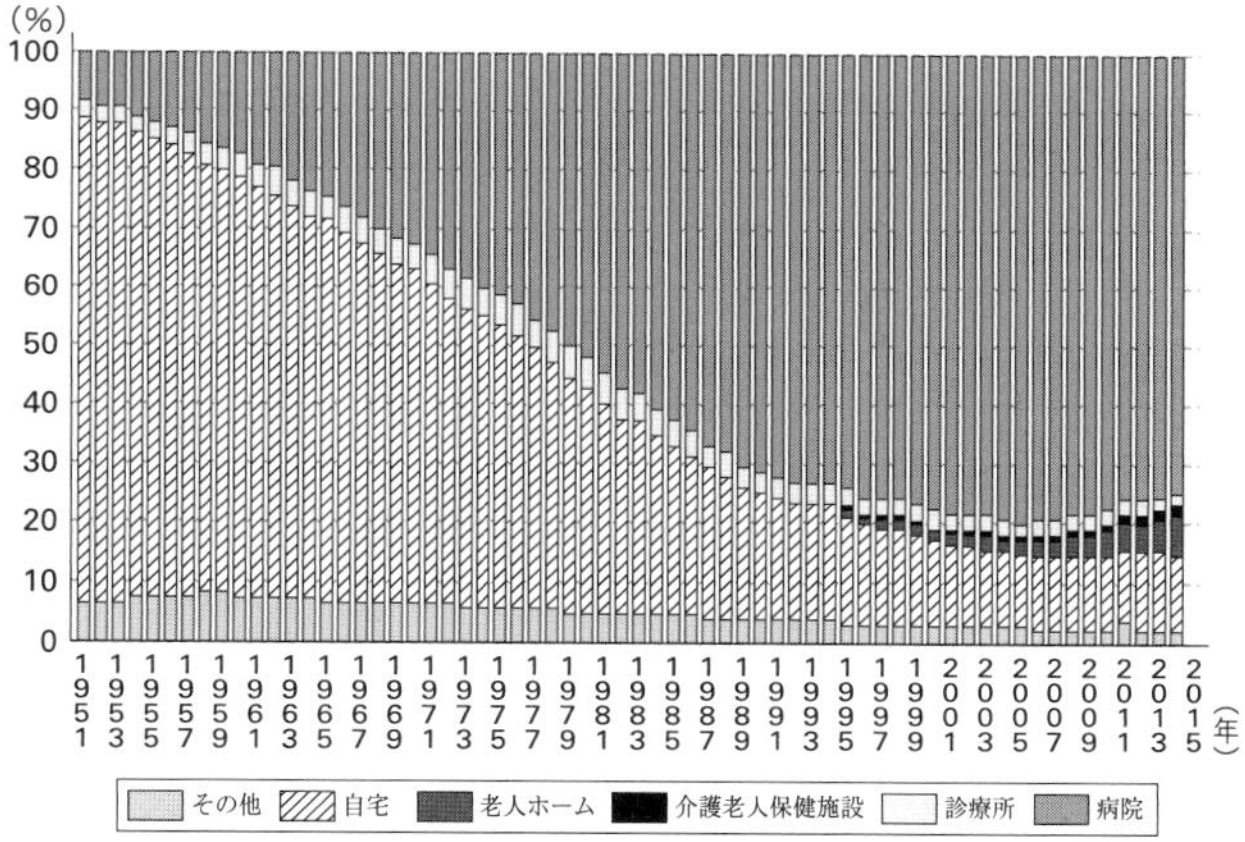

出典：平成27年人口動態調査

図１-２　死亡の場所別に見た年次別死亡数（百分率）
死亡する場所の年ごとの変化をパーセンテージで表したもの。1976年に病院で亡くなる人と在宅で亡くなる人の割合が逆転した。近年は施設で亡くなる人が少しずつ増加傾向にある。在宅医療の充実化によるものと考えられる

脈栄養ともいわれています」）を受け、やがて亡くなっていきます。

老人医療費無料化の終焉と介護老人保健施設の誕生

65歳以上人口の割合を示す高齢化率は、１９７０年の段階ではまだ7.1%でした（２０２０年は28・７%）。高齢者の医療費を無料にして病院で看取るという政策は、支えるべき高齢者がまだ少なく、日本経済が成長していた時代だからこそ成り立っていたといえます（それが高齢者自身にとって幸せだったかどうかはさておき）。

ところが、高齢化率がぐんぐん上がり始め、経済成長に陰りが見えるようになると、増え続ける高齢者の医療費が国にとって大きな負担になってきます。同時に、病院では高齢患者の長期入院により、すぐにでも治療を要する急性期の一般患者の入院が困難になるという問題が起こるようにもなりました。私の父もまさにそんなジレンマを抱えていたといいます。

そこで国は、新たに老人保健法を制定し、1983年からは70歳以上の高齢者の医療費を有料にしました。振り返れば、高齢者の医療費が無料だったのは73年から82年までの10年間だけということになります。とはいえ、当初は外来通院で1カ月400円、入院で1日300円という定額の自己負担でした（その後少しずつ額が引き上げられていきます）。

時期を同じくして、新たに登場したのが「介護老人保健施設」（老健）という施設です。これは、増え続ける医療費を抑制するため、病院に代わる新たな高齢者向け施設として生まれたものでした。

老健という施設が制度化されたのは、私が高校生だった1986年のことでした。その後、進学した大学医学部の講義では、老健が「中間施設」と説明されていたのを覚えています。中間施設という言葉には、医療機能と福祉機能の中間、病院と自宅（家庭）の中間という2つの意味がありました。

老健の管理者は医師になります。入居者100人に対して１人以上の医師を擁することが条件です。そのほか、介護職員、看護師、薬剤師、栄養士、リハビリテーションを担う理学療法士や作業療法士といった医療スタッフも在籍します。そういう意味では病院に似通った施設といえます。

逆に、病院との大きな違いは、医療費が要介護度に応じた定額制（「まるめ」と呼ばれます）という点です。施設サービス費と呼ばれる基本料に医療費も含まれているので、どんなに高価な薬を使っても、どんなに手のかかる処置を行っても、施設側はその分の医療費を請求できません。高価な医療を行えば、その分は施設側の持ち出しになります。これが医療費の抑制につながるという仕組みです。また、病院経営の面から見ると、老健は安定収入が見込める施設として経営的には助かる存在でした。

父が病院のすぐそばにベッド数100床の老健を建設したのは１９９６年のことでした。老健の制度が誕生して10年後、私が大学の医学部を卒業した翌年のことでした。その頃の小豆畑病院はベッド数42床の急性期病院で、国が医療費を抑制し始めると、人件費のかかる病院の維持が難しくなり経営的に厳しくなっていました。そこで父は、病院の経営を安定させる手段として、国が進める政策とも合致する老健を開設したのです。もちろん、地域の高齢者の行き場を確保するという使命もそれ以上にありました。急速に高齢化が進んでいく地域の人たちを支えていくには、医療と介護、両方のサービスを提供できる施設が必要になっていたのです。

同じような事情を抱えた病院は全国にたくさんありました。こうして老健は、瞬く間に日本中に広がっていきました。

最もリーズナブルな医療の場としての「在宅」

お金のかかる病院から、より安価に抑えられる中間施設へ。高齢者の居場所は国の政策により変化していきました。しかし、高齢化のスピードは留まるところを知りません。1970年には7.1%だった高齢化率が、94年には14%を超え、2005年には20%を超え……2020年には28・7%と、右肩上がりにぐんぐん伸びていきました。すると、国の財政は「施設ですらお金がかかる」という状況になります。医療費をいかに抑制するかがそれまで以上に求められるようになったのです。そこで、国が次に目をつけたのが在宅でした。

医療においては、「供給が需要を生む」といわれます（普通の商売と逆ですね）。たとえば、ベッドがたくさんある病院は、経営を維持するためにベッドをすべて埋めようとします。その結果、ベッドの数だけ需要が生まれるというからくりです。実際、人口あたりの医師数や病床数が多い地域ほど、一人あたりの医療費が高くなりやすい傾向にあります。したがって、まずは医療需要を生む病院のベッド数を減らす、減らした分は医療資源の投入量が少なくて済む在宅医療でカバーする、これが国の考えた新たな政策でした。

在宅医療を進めると医療費が抑制されるという理屈は、たとえばこのようなことです。ある患者さんの容体が急変したとき、その患者さんが病院にいればＣＴやＭＲＩで画像を撮ったり、詳細な血液検査を行ったりして、すぐに原因を突き止めて治療を行おうとするでしょう。しかし、患者さんが自宅にいれば、ＣＴやＭＲＩのような高度な画像診断機器を使用できません。また、血液検査で分かる項目にも限りがあります。できることに限りがあれば、「もう少し様子を見ましょうか」という流れになりがちです。これが結果として、お金のかからない医療になるというわけです。

今、在宅医療というスタイルが全国的に浸透し始めているのは、簡単にいえば医療財政の厳しい国が、やむにやまれぬ事情から最後の手段として在宅医療を推進しているためです。その結果、昔であればしばらく入院していたような患者さんも、長く病院にいることができなくなり、退院して在宅療養に切り替えざるを得なくなっています。

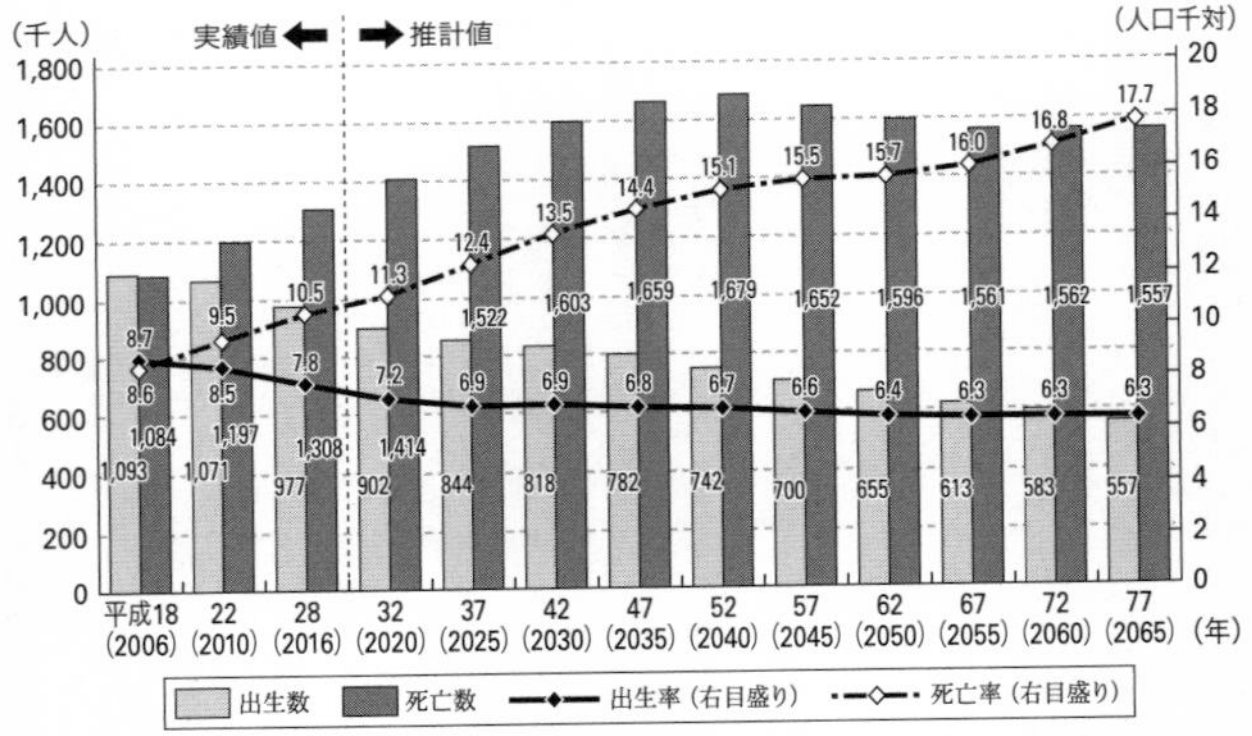

出典：内閣府「平成30年版高齢社会白書」※2006年、2010年、2016年は厚生労働省「人口動態統計」による出生数及び死亡数（いずれも日本人）。2020年以降は国立社会保障・人口問題研究所「日本の将来推計人口（平成29年推計）」の出生中位・死亡中位仮定による推計結果（日本における外国人を含む）

図１-３　出生数および死亡数の将来推計

2040年までは死亡数が増え続けると推計。ひるがえって出生数は減少が認められ、その傾向は2050年くらいまで続くと推定されている。わが国の人口増加数は2008年からマイナスに転じており日本は人口減少の国となっている

在宅医療が推進される理由にはもう一つ、「死に場所が不足する」という問題もあります。

２０１９年には、日本では年間約138万人の方が亡くなっています。それが、団塊の世代がみな後期高齢者（75歳以上）となる２０２５年には152万人に増えると予想されています。さらに、高齢者人口がピークを迎える２０４０年頃には死亡数もピークを迎え、年間の死亡者数は168万人に達すると推定されています[1-7]［図１－３］。

長生きする人が増え、全人口に対する高齢者の割合が増えると、

「長寿社会」「超高齢社会」などといわれますが、これからの日本はそれだけでなく、亡くなる人がどんどん増える「多死社会」を迎えようともしているのです。

今よりも30万人近く増える死亡者をどこで受け止めるか——。前述のように、経済が伸び悩み、医療財政が逼迫している状況下では、これ以上お金のかかる病院のベッドは増やせません。もし、増やせるものがあるとしたら、病院よりもお金のかからない施設や自宅での看取りです。それもあって、在宅での療養や看取りを支える在宅医療がこれからはますます欠かせなくなるのです。

減らされる救急患者の受け入れ先

やや脇道にそれますが、病院経営の実際について、そして、国がどうやって病院をコントロールしているかについても少しお話ししておきます。

前述のように、高齢者医療に対しては「病院↓中間施設↓在宅」が、国が示してきた大きな流れでした。同じように、国が示す方向性のなかで今大きな転換期を迎えているのが、私の専門である救急医療です。私は２０１５年まで都内の大学病院の救命救急センターに勤めていましたが、地元の茨城に戻り、父の跡を継いで病院全体の経営を考える立場になると、病院の経営がいかに国の方針に左右されるかを身にしみて感じるようになりました。

病院経営の視点から救急医療を見ると、私の病院のような一般病院の救急医療は、「採算が合わない」というのがいちばんの問題です。救急の患者さんをたくさん受け入れ、地域の救急医療を維持していこうとすればするほど病院経営は苦しくなるのです。

そもそも、救急医療はとても手のかかる医療です。24時間365日対応できる人員体制を整えておかなければなりません。人工呼吸器のような高度な医療機器も必要です。使う頻度は少なくても、どうしても用意しておかなければならない緊急薬剤も数多くあります。また、それらには使用期限がありますから、古くなった薬剤はどんどん破棄しなければなりません。救急で受け入れた患者さんを入院させる、空きベッドの確保も必要です。そのわりに診療報酬は低いので、病院経営上、救急科は「不採算部門」といわれます。事実、このところ私の病院の周りでは、採算の取りにくい救急医療に見切りをつけ救急患者の受け入れを廃止する病院が目立ってきています。

行政側が主催する救急医療に関する会議などに出席すると、行政の人から「地域のために、これからも救急医療を頑張ってください」と励まされます。そのたびに、「そうおっしゃいますが、こちらは救急車を受け入れるほどに経営が苦しくなります。経営的なメリットが少ないわりに背負うリスクは大きいのです。救急医療を頑張れとおっしゃるのなら、制度を根本から変えていただけませんか」。そんなことを訴えるのですが、医療制度というのはそう簡単には変わりません。それどころか、国は今、救急のような急性期医療、急性期よりもさらに診療密度の濃い医療を提供する高度急性期医療のベッドを減らそうとしています。

図１－４は、今現在日本の病院全体にあるベッドを２０２５年に向けてどのような機能に変えていくかという国の考えを示したものです。

このうち「高度急性期」とは、急性期の患者さんに対して診療密度が特に高い医療を提供する機能のことです。救命救急センターや集中治療室などで行われる医療を差します。「急性期」は高度急性期ほどではないものの、急性期の患者さんに対して医療を提供する機能。「回復期」は急性期を過ぎた患者さんが在宅生活に戻れるように医療やリハビリテーションを提供する機能。「慢性期」は長期にわたり療養が必要な患者さん、重度の障害者、筋ジストロフィーや難病などの患者さんを入院させる機能のことです。図１－４のように高度急性期と急性期のベッドは２０２５年時点で今の３割減、慢性期のベッドも２割減というのが国の目指す方向です。

では、それらのベッドを減らしてどうするのか？　それが図１－４の右側に書いてありま

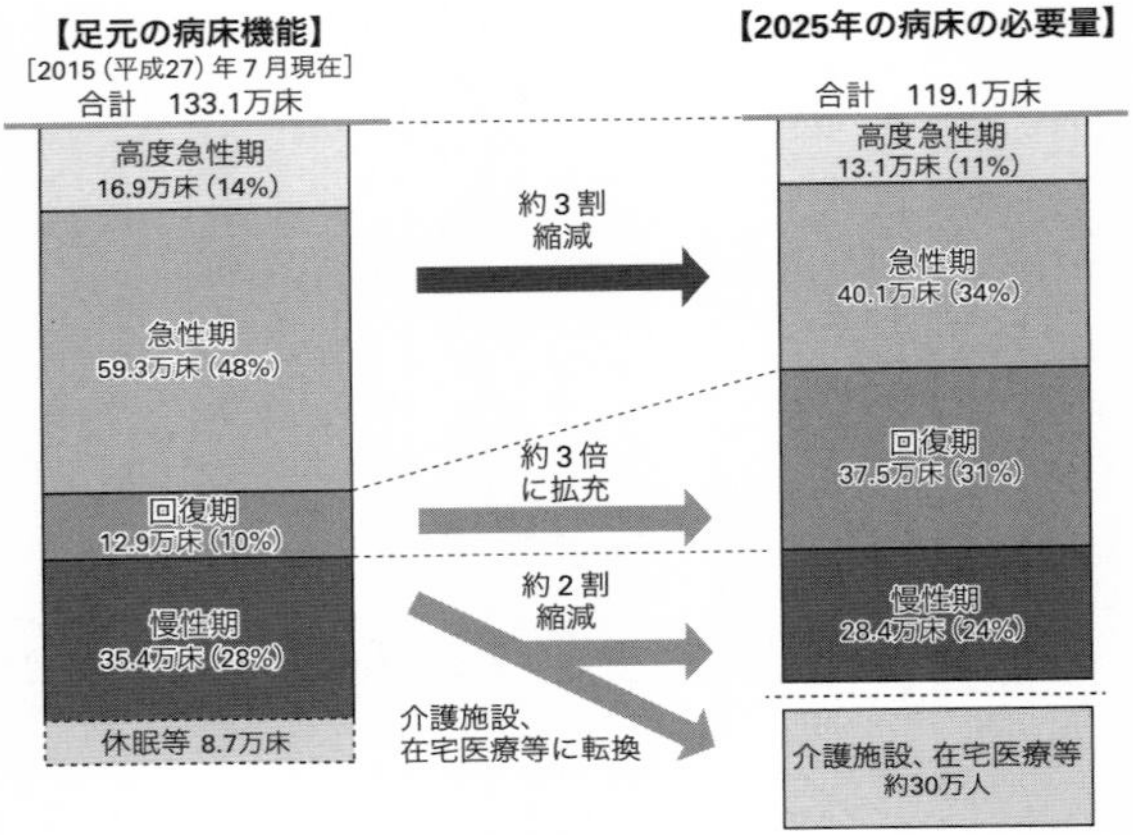

出典：厚生労働省「平成29年版厚生労働白書」

図1-4　地域医療構想における2025年の病床の必要量

高度急性期と急性期の病床を合わせて23万床削減。これは急性期患者を受け入れる病床が3割減ることを意味する。急性期病床の削減分は回復期病床の増床へ回す。また、多くの高齢者が入院している慢性期病床を7万床（2割）減らし、その受け皿を介護施設や在宅に求める。在宅医療の患者は今より30万人の増加を見込む。ここから見えてくるのは、これまで日本の医療の中心であった急性期医療を現在の7割まで縮小するということ、また、病院で看ていた高齢者を極力減らし、そのぶん在宅医療へシフトさせるという方針である

す。これまで急性期用に使用していたベッドは、在宅復帰（病院を退院して自宅や施設に戻ること）を目指すリハビリテーションを行う回復期用に使用しなさい、慢性期用に使用していたベッドは介護施設や在宅医療などに転換しなさい。それが国からのメッセージです。

その方向性を裏づけるように、2年に一度行われる診療報酬改定では、

急性期のベッドの基準がどんどん厳しくなっています（診療報酬とは保険内で行われる医療行為に対して医療機関に支払われる料金のこと。保険診療のメニュー表のようなもの）。一方、在宅医療に対しては、診療報酬改定のたびに報酬が引き上げられています。率直にいって、在宅医療は病院経営上プラスに働くようにできているのです。

その結果、救急医療の切り捨てに拍車がかかっています。

実際、経営的なメリットを考え、すでに一部の病棟を急性期から回復期に切り替えた病院は少なくありませんし、病院から転換してクリニックと老健に鞍替えした医療法人も目立ちます。各地域の救急医療の一翼を担っていた病院が急性期の機能を手放せば、地域の救急医療は当然のように空洞化していきます。残念ながら、救急医療が破綻《はたん》する地域はすでに出始めています。

在宅医療が充実する一方、救急医療が手薄になる——私は救急科専門医の一人としてこの状況を非常に危惧しています。

命の規制緩和が始まっている

医療に対する国の意向は、〝人の生き死に〟にも多大な影響を与えています。

2017年、日本呼吸器学会が発表した「成人肺炎診療ガイドライン2017」に驚くべき変更がありました[1-8]［参考3］。誤嚥性《ごえんせい》肺炎（誤って細菌が唾液や食べ物などと一緒に気道に入り肺に炎症を起こす）を繰り返す高齢者や、終末期や老衰状態の患者に対しては、「個人の意思やQOLを考慮した治療・ケア」を優先するようガイドラインに明示されたのです。どういうことかといえば、「高齢者の繰り返す誤嚥性肺炎に対しては、必ずしも積極的な治療を行わなくてよい」ということです。

これを見て私は愕然《がくぜん》としました。

たしかに高齢になると、嚥下《えんげ》機能（ものを飲み込む力）が衰え、誤嚥性肺炎を引き起こしやすくなり、肺炎を繰り返して亡くなる方が多くなります。しかし、その治療にはなにも大がかりな手術が必要というわけではありません。抗菌薬を投与するだけで、体に負担のかかるものではないのです。にもかかわらず、抗菌薬を投与するだけの肺炎治療について、高齢者の場合は積極的に行わなくてもよいとガイドラインは示しているのです。これには個人的に強い違和感を覚えます。もちろん、抗菌薬を投与しても治らない方はいらっしゃいます。あるいは、一度は抗菌薬で治っても、後日再び誤嚥性肺炎を起こして入院することはよくあります。だからといって、積極的な治療を行わなくてよいというわけではないでしょう。

現実にはガイドラインが変更されたからといって、現場の医療がすぐに変わるわけではありません。ただ、このガイドラインの登場以降、「そろそろ治療をやめて、お看取りに移りましょう」と提案する医師が少しずつ増えているのはたしかです。私はこのような動きを「命の規制緩和」と見ています［参考4］。医療費を抑えなければならないという時代の空気を感じ取り、命を守ることに対するハードルを意図的に下げていこうとする動きです。

ただし、それは必ずしも悪い面ばかりともいえません。「命の規制緩和」の良い面として死亡診断書の代筆についてご紹介しておきます。

２０１７年9月、厚生労働省は「情報通信機器（ＩＣＴ）を利用した死亡診断等ガイドライン」[1-9]を出しました。そのなかに、ある一定の条件の下では死の三兆候（心停止、呼吸停止、瞳孔の対光反射の消失）を看護師が確認し、看護師が死亡診断書を代筆することができる、という内容の一文が明記されました。これまで医師だけが書くことを許されていた死亡診断書を、一定の条件下では看護師も書いてよいことになったのです。

医師法20条には、次のように記されています。

「医師は、自ら診察しないで治療をし、若《も》しくは診断書若しくは処方せんを交付し、自ら出産に立ち会わないで出生証明書若しくは死産証明書を交付し、又は自ら検案をしないで検案書を交付してはならない。但《ただ》し、診療中の患者が受診後二十四時間以内に死亡した場合に交付する死亡診断書については、この限りでない」

つまり、医師は診察をしないで診断書を書いてはいけない、死亡診断書を書くときは自分で診察をしなさい、ただし、自分が診ていた患者さんが最後の受診から24時間以内に亡くなった場合は改めて診察をしないで死亡診断書を書いてもよい、ということです。

これが、前述のガイドラインによって、次の5つの条件を満たす場合は、法医学に関するトレーニングを受けた看護師が死亡診断書を代筆してもよいとされたのです。

・医師による直接対面での診療の経過から早晩死亡することが予測されていること
・終末期の際の対応について事前の取決めがあるなど、医師と看護師と十分な連携が取れており、患者や家族の同意があること
・医師間や医療機関・介護施設間の連携に努めたとしても、医師による速やかな対面での死後診察が困難な状況にあること
・法医学等に関する一定の教育を受けた看護師が、死の三兆候の確認を含め医師とあらかじめ決めた事項など、医師の判断に必要な情報を速やかに報告できること

・看護師からの報告を受けた医師が、テレビ電話装置等のＩＣＴを活用した通信手段を組み合わせて患者の状況を把握することなどにより、死亡の事実の確認や異状がないと判断できること

この規制緩和が行われた背景には、特定の地域における医師不足があります。離島や医師のいない施設などで人が亡くなると、生前に診ていたかかりつけ医が来て、死後診察を行うのが困難な場合が多々あります。また、死亡後に遺体を長時間保存する、遠くの病院まで搬送する、あるいは警察が介入する、こうした事態により現場に混乱を招くケースがこれまで多く発生していました。その改善策として看護師の代筆が認められたのです。

同じ「命の規制緩和」でも、こうした緩和は介護施設で働く人たちに概《おおむ》ね好評のようです。それまでは入居者の容体が急変してすぐに亡くなると警察沙汰になることが多く、「あの施設で亡くなると警察が来る」と悪い噂が立って困っているところがありました。それが避けられるのですから、看護師の代筆が歓迎されるのはうなずけます。

これからの多死社会に向け、今、医療や介護の現場では死に関するさまざまな基準が少しずつ緩和され始めています。在宅での看取りもますます増えていくでしょう。今はまだ縁遠

い若い方にも、このような動きがあることはぜひ知っておいていただければと思います。

「在宅」には施設も含まれる

同じように、在宅医療の基準（定義）も緩和されています。

国が在宅医療を推進し始めた当初、在宅医療は「自宅で受ける医療」と定義されていました。それが、あるときから「在宅」は自宅だけではなくなりました。在宅に介護施設も含まれるようになり、在宅医療の範囲はぐんと広がっていったのです。

診療報酬制度をさかのぼると、その契機は２００８年の改定でした。訪問診療や訪問看護、訪問リハビリテーション、訪問薬剤管理指導、訪問栄養食事指導といった各種訪問サービスにおいて、「居住系施設入居者等である患者の場合」の報酬が新たに設定されたのです。これにより、自宅だけでなく、特別養護老人ホームや高齢者専用賃貸住宅、有料老人ホーム、認知症対応型共同生活介護事業所（グループホーム）などの施設も、在宅医療の提供場所に含まれるようになりました。

「在宅」の範囲が広がったのは、こうした各種施設で暮らす人が増えたためです。

ただ、そこにはもう一つ、在宅医療をなにがなんでも推し進めたいという国の意向もありました。「在宅」を自宅に限定したら、在宅医療の普及が思うように進まなかったのです。また、自宅で療養や看取りを行うよりも、施設で行ったほうが医療費抑制により一層つながるという事情もあったように思います。

私はこの変更を批判的に取り上げているわけではありません。むしろ、そちらのほうが望ましいと思っています。在宅医療は「自宅」に固執すると、患者さんもご家族もハードルが一気に上がります。それよりも、施設の利用も含めてもっと緩やかに捉えたほうが現実的にうまくいくことが多々あります。そういう意味では、在宅には施設も含まれるという改定は結果的に良かったように思います。ただ、「在宅」という名称は相変わらずそのままなので、「在宅＝自宅」というイメージはいつまでも残りそうです。

「自宅で過ごす」をポジティブな選択と考えたい

ここまで、在宅医療の概要について駆け足でご説明してきました。

超高齢社会、多死社会を迎えた今、国はこれ以上病院を増やせない、より安上がりな自宅や施設での在宅医療を増やすしかない――そんな流れでした。

「お金、お金……と、結局はお金の話で医療が決まるのか」

「国の負担を軽くして個人の負担が重くなるだけではないか」

残念に思われた方がいるかもしれません。

正直なところ、私も都内の大学病院に勤務している頃は、在宅医療に対してあまり良い印象を持っていませんでした。医療費抑制のために進められてきたという「動機」もそうですが、病院での医療に比べると在宅医療には不透明な部分が多く、「実際にどんな医療が行われているか分からない」というのも在宅医療に不審を抱く一因でした。

病院での医療は「チーム医療」といわれます。一人の医師だけでなく、複数の医師やスタッフが関わることで安全性や質が担保されます。しかし、医療者が患者さんのいる場所に赴く在宅医療は、ほかの医療者の目が届きにくく、担当する在宅医個人の技量や人間性に左右される部分が大きいといえます。つまり、医療者同士の相互監視の機能が働きづらい在宅医療は、病院で働いている者からすればまるで「ブラックボックス」のように見えていたのです。

しかし、地元の茨城に戻り、患者さんの生活をとても熱心に支えている在宅医の先生方に出会うと、それまでの印象は幾分変わりました。また、在宅医療があるからこそ生きていける方、在宅医療が生きる支えになっている方がたくさんいらっしゃる事実を知ったことも、在宅医療に対する私の印象を大きく変えるきっかけになりました（第5章で詳述）。

在宅医療に対してネガティブなイメージを持っている方の気持ちは、私も十分理解できます。ただ、在宅医療を受けようかどうしようか迷っているようなら、まずは一度、在宅医療を受けてみることをお勧めいたします。イメージと実体が違っていることは、どの世界にもよくあることですから。

昨年、同年代の友人が末期がんと診断されました。彼は残り少ない人生を自宅で過ごしたいと希望し、最終的には在宅医療を受けながら自宅で息を引き取りました。彼もそうでしたが、私が病院で診ている患者さんも、退院後の希望を聞くと「できれば家に帰りたい」といいます。病院や施設で過ごすのではなく、やはり家で過ごしたいのです。

在宅医療が国の医療政策として強力に推し進められてきたのは事実ですが、同時に、患者さんの生活と人生をより良いかたちで支える「新しい医療」として登場したという側面も強くあります。在宅医療が身近なものになってきた今だからこそ、この現実をポジティブなものと捉え、より良い人生を生きるための一つの手段として使いこなしていただければと私は思っています。

出典

1－1　朝日新聞デジタル（２０１８年１月26日）「在宅医療、２０２５年に100万人超　厚労省推計」
https://www.asahi.com/articles/ASL1V30SNL1VUBQU004.html

1－2　厚生労働省「平成29年（２０１７）患者調査の概況」
https://www.mhlw.go.jp/toukei/saikin/hw/kanja/17/index.html

1－3　厚生労働省「平成19年版 厚生労働白書」16頁
https://www.mhlw.go.jp/wp/hakusyo/kousei/07/dl/0101.pdf

1－4　「１９６０年代から70年代初頭の医療供給体制をめぐる議論」河野すみ子
https://www.jstage.jst.go.jp/article/jpeh/25/1/25_KJ00004116898/_pdf/-char/ja

1－5　「死亡場所の差異と医療・介護サービス供給の関係の分析」泉田信行
http://www.ipss.go.jp/syoushika/bunken/data/pdf/19409603.pdf

1－6　厚生労働省「死亡の場所別にみた死亡数・構成割合の年次推移」
https://www.mhlw.go.jp/toukei/saikin/hw/jinkou/suii09/deth5.html

1－7　厚生労働省「令和２年版　厚生労働白書」
https://www.mhlw.go.jp/content/000735866.pdf

1－8　一般社団法人日本呼吸器学会
https://www.jrs.or.jp/modules/guidelines/index.php?content_id=94

1－9　厚生労働省「情報通信機器（ＩＣＴ）を利用した死亡診断等ガイドライン」
https://www.neurology-jp.org/news/pdf/news_20170925_03_02.pdf

第2章　初めてでもうまくいく在宅医療の受け方

基本は2週間に一度の訪問

本章はこれから在宅医療を受け始める予定の患者さんやご家族に、具体的な流れや注意点をお伝えするものです。初めてのことで右も左も分からないという方は、まず本章で全体像をつかんでいただければと思います。

そもそも、医療を「中身」で分類すると、大きくは「急性期医療」と「慢性期医療」の2つに分けられます。

急性期とは病気が発症してすぐ、症状が急に現れ始めた頃をいいます。その時期に行う医療が急性期医療です。たとえば、胸が締め付けられるように痛くなり病院に行ったら心筋梗塞と診断され、急遽《きゅうきょ》、詰まった血管を広げるカテーテル治療を受けた――というのは急性期医療です。肺炎にかかって咳《せき》や痰《たん》、発熱などが続いたので抗菌薬を処方してもらったというのも急性期医療です。命を救うこと、病気の進行を止めること、症状を落ち着かせることを目指すものです。私が専門とする救急医療もまさに急性期の医療です。

一方の慢性期とは、急性期を過ぎて病状は比較的安定しているものの継続的な医療介入が必要な時期をいいます。慢性期医療で目指すのは病状をコントロールすることです。脳卒中や心臓病などの重大な病気を引き起こさないように、その誘因となる高血圧や糖尿病などを管理するのが慢性期医療です。脳卒中や心筋梗塞などを起こした後に、再発予防のための治療を行うのも同じです。認知症や神経難病のように、症状が緩やかに進む病気に対して生活を支える医療を行うのも慢性期医療になります。

在宅医療で扱えるのは、一部の例外を除いて慢性期医療のほうです。病状は比較的落ち着いているものの、何かしら病気や障害を抱えている患者さんが自宅などで生活を続けられるように支えていく、病状をコントロールしていく。それが在宅医療です。たとえば、高血圧や糖尿病といった慢性疾患の治療。これは在宅医療でしっかり対応できます。血液検査や尿検査なども在宅医療で行えます。ポータブルの心電計や超音波（エコー）診断装置などで検査を行うことも可能です。

また、がん患者さんに対する緩和ケアのように痛みをやわらげる治療も、近ごろは在宅医療で十分対応できるようになりました。ほんの10年前は、「痛みがひどい」という理由で在宅の患者さんが病院に運ばれてくることがよくありましたが、今は在宅での緩和ケアが発達しており、そうした事例は少なくなっています。

医療機器の充実度という点では、病院や診療所に比べると在宅医療にはできる医療に限りがあります。ただ、ポータブルの医療機器が充実している昨今は、慢性期医療に関しては診療所で行う外来医療とほとんど差がなくなっているというのが私の実感です。

在宅医療のスタイルとしては、患者さんが生活している場所（自宅や施設）へ定期的に訪問して診療を行うかたちが一般的です（訪問診療）。訪問するのは在宅医や看護師などです。あらかじめ診療のスケジュールを組みますが、訪問の頻度は2週間に一度が基本です。患者さんの状態によっては月に一度のこともあれば、週に一度のこともあります。

慢性期の医療とはいえ、普段は病状が落ち着いている患者さんでも急に熱が出たり、咳が出たり、食事を食べられなくなったりといった急性の症状に見舞われることがあります。そういうときは、患者さんやご家族からの依頼を受けて医師などが緊急で診察に行きます。これは、訪問診療ではなく「往診」といいます。

在宅医療はこのように、定期的な訪問診療と不定期の往診を組み合わせ、慢性期の患者さんが、ときに多少具合が悪くなることがあっても生活の場で過ごせるように診ていく医療です。在宅医療の対象は慢性期の患者さん、急性の症状・病気に関しては診られるものと診られないものがある、と覚えておいてください。

さまざまなサービス品目

では、具体的に中身を見ていきましょう。

在宅医療は多種多様です。医師が行う訪問診療のほかに、訪問看護、訪問リハビリテーション、訪問歯科診療、訪問薬剤管理指導、訪問栄養食事指導、訪問介護といった、さまざまな医療サービスを組み合わせることで在宅医療は成り立っています。それぞれの概要は以下のとおりです。

訪問看護……看護師が訪問。血圧、体温、脈拍などを測って健康状態を観察します。体を清潔に保ったり（清拭《せいしき》）、医師の指示のもと点滴や注射などの医療処置を行ったり、療養生活の相談に乗ったりもします。

訪問リハビリテーション……理学療法士、作業療法士、言語聴覚士が訪問。歩行、立ち上がり、起き上がりなどの「機能訓練」、食事、排泄《はいせつ》、着替えなどの「生活動作訓練」、言語機能・嚥下（食べ物を飲み込むこと）機能の訓練、福祉用具の活用法や住宅改修のアドバイスなどを行います。

訪問歯科診療……歯科医師、歯科衛生士が訪問。歯科診療、口腔ケア、口腔リハビリテーション（摂食嚥下や言語機能など、口の機能の訓練）を行います。

訪問薬剤管理指導……薬剤師が訪問。薬を届け、服薬状況、残薬状況、薬の保管状況などを確認します。薬の効果や副作用、体調、生活状況などをチェックしながら適切な服薬方法などをアドバイスします。結果は主治医に報告されます。

訪問栄養食事指導……管理栄養士が訪問。食事の摂取量や栄養状態などを評価し、一人ひとりに合った食事内容・食形態を提案します。食べる姿勢や介助方法などもアドバイスします。

訪問介護……介護職員が訪問。排泄介助、食事介助、入浴介助、清拭、歩行・移動介助、移乗《いじょう》介助、体位変換、更衣（着替え）介助、服薬介助といった「身体介護」、掃除、洗濯、食事準備、日用品の買い物、薬の受け取りといった「生活援助」を行います。

訪問入浴介護……寝たきりなどの理由で自宅の浴槽では入浴が難しい方のために、浴槽を自宅に持ち込んで入浴の介護を行います。

福祉用具貸与……車いす、車いす付属品、特殊寝台（介護ベッド）、特殊寝台付属品、床ずれ防止用具、体位変換器、手すり、スロープ、歩行器、歩行補助杖、認知症老人徘徊感知器、移動用リフト、自動排泄処理装置という13種類の福祉用具を介護保険で安価に貸与する制度を利用します。要介護度によって介護保険を利用できる品目は変わります。

重度訪問介護……脊椎損傷やＡＬＳ（Amyotrophic Lateral Sclerosis［筋萎縮性側索硬化症］）など、重度の身体障害や知的障害、精神障害を持ち、常時介護を必要とする方に、居宅での生活全般にわたる援助、外出時の移動中の介護を総合的に行います。内容によっては１日24時間の介護サービスが受けられます。

病院にいるさまざまな専門家が、必要に応じて、かわるがわるやってきてサポートしてくれるのが在宅医療です。患者さんの状態によって必要なケア、サービスは異なります。また、同居している家族はいるか、その家族はどの程度のサポートが可能なのかなど、患者さんとご家族の暮らしぶりによってもメニューの組み合わせ方は変わってきます。

在宅医療と聞くと、初めての方は医師が患者さんの自宅を訪問して診察する光景を思い浮かべるようです。しかし実際は、すべての患者さんが医師の訪問診療を受けているとは限りません。訪問看護は受けているけれど訪問診療は受けていないという方がたくさんいます。逆に、訪問診療を受けているが訪問看護は受けていない方も多くいます。その組み合わせは担当のケアマネジャー（介護支援専門員）と相談して、患者さんにとって最適なサポートを考えて自由に変えることができるのです。

最初の窓口は「医療ソーシャルワーカー」（MSW）

在宅医療が身近に迫るシチュエーションは主に次の４つくらいです。

・それまで通院していた病院やクリニックへ通い続けることが難しくなった
・病院を退院することになったが入院前よりも体力が衰えた
・これ以上の治癒が難しいと分かり病院を退院して自宅で療養することに決めた
・入院できる病院を探したが条件に合うところが見つからなかった

いずれにしろ、初めての方は「在宅医療をどこの誰に相談すればよいか」、その第一歩が分からないことが多いと思います。

すでに病院と何らかの関わりがある方は、その病院の「医療ソーシャルワーカー」に相談することになります。医療ソーシャルワーカーは、メディカル・ソーシャル・ワーカー(Medical Social Worker)の頭文字をとって「ＭＳＷ」とも呼ばれます。ＭＳＷは資格の名前ではありません。ＭＳＷとして働いている人の多くは、社会福祉士や精神保健福祉士のような国家資格を持っている人たちです。

医師や看護師が患者さんを「医療面」で支える専門家であるのに対し、患者さんを「社会福祉面」で支える専門家がＭＳＷです。在宅医療を始めるにあたり、患者さんやご家族が不安に思うのは治療のことだけではありません。治療にかかるお金のこと、生活のこと、仕事のことなどさまざまです。そうした一切合切の相談に乗り、必要な調整を行うのがＭＳＷの仕事になります。お金の問題であれば公的な制度の活用方法などを紹介します。退院後の生活のことであれば在宅医療に関わる専門職と連携するなどします。ときには、社会復帰の際に患者さんの職場や学校との調整を行うこともあります。

病院によって名称は異なりますが、ＭＳＷは「医療相談室」「患者相談室」「地域連携室」といった名称の部署に所属しています。私の病院の場合は「地域医療福祉連携室」です。部署が分からなくても、主治医や看護師に「在宅医療の導入を考えています」と話せば、すぐにＭＳＷを紹介されると思います。

最近は自分から相談に行かなくても、向こうから声をかけてくれることも多くなってきています。というのも、近ごろの病院はどこも入院期間を短くするように努力しているため、退院支援の役割を担うＭＳＷの重要度が増しているのです。ですから、退院後に在宅医療が必要になりそうな患者さんには、あらかじめ入院初期の段階でＭＳＷのほうから声をかけます。在宅医療に必要な手続きは、その病院のＭＳＷに相談すれば何でも教えてもらえるはずです。

退院後の不安は「退院前カンファレンス」で解消

患者さんが退院後に在宅医療に移るとき、今は病院のスタッフ（主治医、看護師、リハビリ職、管理栄養士、薬剤師など）と、在宅医療に関わるスタッフ（ケアマネジャー、訪問看護師、在宅医など）が一堂に会して話し合う機会を設ける病院が増えています。この話し合いを「退院前カンファレンス」といいます。退院前カンファレンスは「退院時共同指導料」という名称で診療報酬上の評価もついています（患者さんの同意を得て行うことが条件）。

退院前カンファレンスは、まず病院側のスタッフより説明が行われます。患者さんの病状や経過、身体状態、栄養状態、精神状態、日常生活のなかでできること・できないこと、入院中に改善したことなど、スタッフ個々のさまざまな視点からの説明です。それを受け、在宅医療側のスタッフが今後の方針や、どんな在宅サービスを利用するかを検討するのが一般的な流れです。

私の病院では退院前カンファレンスに患者さん本人やご家族も参加してもらっています。病院側のスタッフと在宅医療に関わるスタッフの情報共有はもちろんですが、患者さんやご家族が安心して在宅医療に移れることが、退院前カンファレンスを開く目的と考えているためです（第７章に詳述）。

医師から「退院できます」と言われているのに、一方で在宅医療を勧められるというのは、患者さんやご家族を不安な気持ちにさせてしまうことがあります。医師としては、入院前より体力や日常生活に必要な能力が衰えているために在宅医療をお勧めしているのですが、患者さんやご家族にしてみれば「そもそも本当に退院して大丈夫なの？」という気持ちになることが多いのです。退院前カンファレンスは、そんな不安を少しずつやわらげていく効果があります。

在宅医療の各種サービスを紹介しながら、「医師だけでなく、看護師さんも様子を見に来てくれますよ」「介護保険のサービスで介護用ベッドをレンタルできますよ」など、具体的な説明をしていくうちに、患者さんやご家族は退院後の生活をなんとなくイメージできるようになります。漠然とした不安がやわらげば、「それなら家に帰ろうか（連れて帰ろうか）」

といってもらえるようになるのです。もし、退院前カンファレンスに参加される機会があれば、不安なことや心配なことはその場で具体的に確認してください。患者さんやご家族がカンファレンスに参加できない場合は、担当のＭＳＷに積極的に質問されるとよいと思います。

介護保険の申請は入院中に

在宅医療の各種サービスは、医療保険と介護保険で賄《まかな》われます。介護保険サービスの費用は介護保険によって賄われますが、そのためにはサービスの利用を希望する方（患者さん）が要介護認定の申請を行い、認定を受けておく必要があります。

介護保険は申請が行われてから原則30日以内に結果を通知するのがルールです（介護保険法で定められています）。逆にいえば、結果の通知が出るまでに最長１カ月かかることになります。そのため、退院後すぐに介護保険サービスを利用したいときは、早めに申請を行っておかなければなりません。申請のタイミングは主治医やＭＳＷに相談して決めることになると思いますが、入院中の方は入院中に申請を行っておくと、退院後すぐにサービスを受けられます。外来診療から在宅医療への移行が決まった場合も、早めに申請を行っておくとよいでしょう。

要介護認定の申請を行ってしばらくすると、要介護認定がおります。同時に、申請された方の「要介護度」が決まり、介護保険から給付される1カ月あたりの「上限額（支給限度額）」も決まります。すると、在宅医療で「どのくらいのサービスが使えるか」が見えてきます。逆に、足りない部分はご家族の介護で補うことになります。

つまり、どの部分は専門家の手を借り（介護保険サービスを利用し）、どの部分は自分たちがカバーするか、おおまかな整理がいったんこの段階でできるわけです。退院前カンファレンスでそうしたイメージが具体的に描けていると、在宅医療により一層踏み切りやすくなると思います。

ちなみに、「要介護認定は、申請のあった日にさかのぼってその効力を生ずる」というルールがあります。退院時には要介護認定が間に合わず、先に介護保険サービスを使い始めたとしても、その後、認定がおりれば申請直後に使ったサービスも含めて介護保険の給付対象となります（認定がおりなければすべて自費です）。予想していた要介護度よりも低く認定され、すでに上限額を超えてサービスを利用していた場合も、オーバー分は自費になります。そういう意味でも、要介護認定の申請は専門家の手を借りて計画的に進めることをお勧めします。要介護度を確認のうえ、安心して在宅医療へ移行していただきたいと思います。

地域の相談窓口「地域包括支援センター」

入院中、医療ソーシャルワーカー（ＭＳＷ）にうまく相談できない場合があります。それは、以下のような状況で発生します。

・入院している病院の相談支援体制が充実していない場合
・自宅から遠方の病院に入院していて、その病院のＭＳＷが患者さんの住む地域の事情まで把握していない場合

このようなケースでは、在宅医療の態勢がしっかり整わないまま退院の日を迎えてしまうことがあります。特にがん患者さんの場合は、たとえば自宅は茨城県にあるのに、がんの手術や治療は東京都築地にある国立がん研究センター中央病院で受けるというケースでよく見られる問題です。

私の友人も、最初は都内の専門病院で治療を受けていました。ところが、がんの終末期になりその病院でできる治療がなくなると、「最後は神奈川県にある自宅で過ごしたい」と思

ったといいます。ところが、自宅でどのように過ごせばよいのか、在宅医療をどのように受ければよいのか、本人もご家族もまったく分からず、非常に戸惑った様子でした。

自宅と病院が近ければ、入院中にＭＳＷに相談すると、在宅医療の担い手を紹介してもらえます。しかし、地域が違うとそのようなわけにはいきません。病院側は遠方の地域の事情までは分からないので、そこにどのような在宅医がいるのか、どのようなサービスを持つ病院があるのかなど、教えてあげたくても教えられないのです。

そんなときに相談する先は、市区町村の介護保険に関する担当窓口か、「地域包括支援センター」です。役所の窓口のほうは「介護保険課」「高齢福祉課」「地域包括ケア推進課」など自治体によって名称はさまざまです。

地域包括支援センターとは、２００５年の介護保険法改正によってできた公的な相談機関です。デパートの総合案内のように、介護、医療、保健、福祉などの各分野の相談に幅広く応じる、地域の医療・福祉のための総合相談窓口です。ケアマネジャー、保健師（看護師）、社会福祉士などの専門職が在籍しています。それぞれの専門性を生かしつつ、互いに連携を取りながら相談や支援にあたってくれます。

地域包括支援センターは全国に４０００カ所以上ありますので、各市区町村に必ず一つはあるはずです。設置主は市区町村ですが、市区町村が直接運営していることもあれば、医療法人や社会福祉法人に運営を委託しているセンターもあります。私の医療法人も、茨城県那珂市からの委託を受け地域包括支援センターを運営しています（市内にはエリアごとに3カ所の地域包括支援センターがあります）。ざっくりいえば、「困ったときの、地域のよろず相談場所」。入院をきっかけに在宅医療を始める人以外でも、困ったことがあれば地域包括支援センターに相談して構いません。

ちなみに、在宅医療を始めるきっかけが入院ではない場合、かかりつけ医がいる方は、まずその先生に相談されるとよいでしょう。先生自身は在宅医療を行っていなくても、地域の医療事情はきちんと把握しているはずです。そこからいろいろと情報をもらうのも一つの方法です。

サービス内容はケアマネジャー次第

病院のMSW、市区町村の窓口、地域包括支援センター、どこに相談しても在宅医療に関する話し合いは必ず同じゴールに向かって進みます。

「これからどのような生活を希望しているのか、そのためにどのようなサービスを使っていくのか」。ここがゴールです。

さまざまな専門家が関わり、いろいろなメニューがあるのが在宅医療の特徴です。これらを駆使して理想のゴールに向かっていくわけですが、どのようなサービスを、どのくらい入れるかという組み合わせは千差万別です。

この組み合わせを考えてくれる専門家がケアマネジャー（介護支援専門員。略称：ケアマネ）です。ケアマネジャーは地域の居宅介護支援事業所に所属しています。患者さんやご家族の意見を聞きながら、患者さん本人、ご家族に適した組み合わせを考え、「ケアプラン（介護サービス計画）」と呼ばれる計画書をつくるのが仕事です。

ケアプランの内容はざっと以下のとおりです。

・全体の方針
・生活上の課題とそれに対する目標、必要な援助（どんなサービスをどのくらいの頻度でどのくらいの期間行うか）
・1週間のサービス計画表
・月間のサービス計画と記録

どんなサービスをどのくらいの頻度で使うかは、患者さんやご家族の意向も反映されますが、要介護度ごとに1カ月間に利用できるサービスの限度額があらかじめ決まっています。その限度額の範囲内で何をどう組み合わせるかを考えるのがケアプランです（限度額を超えてサービスを受けることもできますが超過部分は自費になります）。

一度立てたケアプランは、ずっとそのままというわけではありません。最初に立てた目標を達成できそうか、適切なサービスが受けられているか、生活状況に変化はないかなどを確認し、多職種からの情報収集も行いながら定期的に見直していきます。在宅医療は関わる専門職が多いので、各人がばらばらにサービスを提供していてはうまくいきません。多職種と連携・調整しながら、節目節目でケアプランを見直し、全体を一つの方向にまとめていくのがケアマネジャーの大きな役割になります。

患者さんやご家族にとって、ケアマネジャーは在宅医療の伴走者、良き相談相手でもあります。ただし、ケアマネジャーも人間ですからいろいろなタイプの人がいます。極端にいえば、誰に担当してもらうかで在宅医療の運命が決まる部分はあります。そこで大切になるのがケアマネ選びです。

ケアマネ選びのポイントの一つは「国家資格」です。

ケアマネジャー自体は国家資格ではありません。ケアマネジャーになれる条件は、医師、看護師、社会福祉士、介護福祉士などの国家資格を持ち、その国家資格を使う業務に５年・900日以上従事していること、あるいは、介護施設などでの相談援助業務に５年・900日以上従事していることです。ですから、ひとくちにケアマネジャーといっても得意分野がそれぞれ異なります。

したがって、ケアマネジャーの得意分野が分かればそれが一つの指標になります。たとえば、医療面に心配がある患者さんは、一概にはいえませんが、看護師や薬剤師といった医療系の国家資格を持っているケアマネジャーに担当してもらうと、医療知識が豊富で相談内容も具体的になります。医療面の心配とは、人工呼吸器をつけている、胃瘻《いろう》［参考５］をつくっている、尿道カテーテルが入っているなどです。ＡＬＳ（筋萎縮性側索硬化症）などの難病の方、脊椎損傷の方なども医療系のケアマネだと安心です。

ただし、看護師や薬剤師など医療職出身のケアマネジャーは数が少ないのが実情です。私の病院がある茨城県那珂市内にはケアマネジャーが50人ほどいますが、そのうち医療職出身者は10人未満です。私の法人内にもケアマネ資格を持つスタッフが10人いますが、そのうち看護師は1人だけです。ですから、看護師や薬剤師資格を持つケアマネジャーにお願いしたいと思っても、簡単には見つからないかもしれません。

その場合はケアマネジャーの「所属先」がもう一つのポイントになります。

ケアマネジャーが働いている組織は居宅介護支援事業所です。これは単独で運営されている場合と、介護施設・訪問介護ステーション・病院・診療所などに併設されている場合の2つのパターンがあります。医療面のアドバイスを期待する場合は、病院に併設された居宅介護支援事業所のケアマネジャーを選ぶのも一つの手です。そのケアマネジャー自体は医療の知識に乏しくても、組織上病院スタッフとの連携を取りやすいのでいざというときに安心です。

もちろん、相談相手という意味では話しやすさや相性も大切です。いうまでもありませんが、話しやすい人、話を熱心に聞いてくれる人であれば、相談するほうも安心でしょう。

仕事の仕方もケアマネジャーごとに個人差があります。あるケアマネジャーは、一人暮らしで面倒を見てくれるご家族がいない利用者の担当となった際、利用者の具合が悪いときは自分の休日を返上して病院に連れて行ってあげていました。休日返上を推奨するわけではありませんが、ときには家族のように寄り添ってくれるケアマネジャーも、なかにはいるということです。

ケアマネジャーは途中で変更することも可能です。いったん担当が決まり、ケアプランもでき、在宅医療が走り始めてからでも、「やっぱりほかの人に変えたい」と思ったらいつでも変更できます。その際は、ケアマネジャーが所属する居宅介護支援事業所や地域包括支援センターに相談してください。

ただ、ルール上「いつでも変えられる」とはいえ、さまざまな人間関係ができあがると、なかなかいい出しづらいのが現実です。だからこそ、サービスを受ける前に、どんな背景を持つケアマネジャーに担当してもらいたいか、事前に意識しておくことをお勧めします。

サービスの提供者選びは「急な対応」がカギ

「ケアマネ選び」のほかにもう一つ、在宅医療には重要な選択ポイントがあります。それは在宅医療サービスの提供者、つまり運営元です。在宅医療サービスの提供者は、私見では次の4つに分類できます。

①病院

②複数の医師が在籍する在宅医療専門の診療所
③医師が一人だけの在宅医療専門の診療所
④一般の診療所

それぞれの特徴をご説明します。

①は、一つの病院がさまざまな在宅医療サービスを提供するものです。私の病院がこれにあたります。具体的には、小豆畑病院在宅医療グループという組織のなかに、医師が訪問診療を行う訪問診療部門、看護師、理学療法士、作業療法士が在籍する訪問看護ステーション、介護職が在籍する訪問介護ステーション、管理栄養士が在籍する訪問栄養指導部門、ケアマネジャーのいる居宅介護支援事業所が集まっています。さらに、グループの外に自宅や施設での生活が難しくなったときのための介護老人保健施設や特別養護老人ホームもあります。このように一つの病院グループが、さまざまな在宅医療サービスを一括して提供しているのが一つめのパターンです［参考6］。

②は、複数の医師が在籍する在宅医療専門の診療所グループが中心となり、グループ内、またはグループ外の訪問看護ステーション、訪問介護ステーションなどと連携を取りながら

在宅医療を提供するものです。私の病院が連携している医療法人社団いばらき会がこのパターンです（第７章で詳述）。在宅医療専門の診療所を複数持ち、広いエリアでサービスを提供している診療所グループはこのところ全国的に増えています。

③は、一人の医師が在宅医療専門の診療所を個人で立ち上げ（協力として少人数の医師が手伝っている場合もあります）、近隣の訪問看護ステーション、訪問介護ステーションなどと連携を取りながら在宅医療を提供するものです。

④は在宅医療専門ではなく一般の診療所の医師が、かかりつけの患者さんが通院できなくなったときに在宅医療で対応するものです。医師が昼休みや午後の診療時間後といった外来診療がない時間を利用して訪問診療に赴きます。診療できる患者さんの数はどうしても限られます。

実は私の病院も、在宅医療を始めた当初は④のパターンでした。病院の外来に通っていた患者さんが高齢になり、だんだん通院が難しくなってきたので、「では、訪問診療に切り替えよう」「訪問看護もしよう」「訪問介護もしよう」……と目の前の状況に対応していくうちに、自然と在宅医療のメニューが増えていったという経緯でした。

さて、①〜④のうち、どこにサービスを依頼するのがよいでしょうか。

まず検討したいのは①と④の提供者です。①のようにサービスをトータルで提供しているところは、医師、看護師、介護士といったスタッフ同士の連携が取りやすいというのが最大のメリットです。在宅で患者さんの容体が変化したとき、病院での治療にスムーズに移行しやすいというメリットもあります（この問題については第6・7章で詳述）。

④は、長年通院していることで、かかりつけ医とのあいだに信頼関係が構築されているというのが最大のメリットです。その医師に引き続きお願いできれば、患者さんのことをよく分かっているので安心です。

ただし、①も④も全国的に見ればあまり数が多くありません。数でいえば、②と③のパターンのほうが多いでしょう。

特に複数の医師が在籍する②のパターンは、急な往診をお願いしたとき、いつもの担当医が来られなくても代わりの在宅医が来てくれるという安心感があります。在宅医療サービスの提供者を選ぶ際は、「急に具合が悪くなったときにどうするか」も大きなポイントです。その点、複数の在宅医が在籍している診療所グループであれば、夜間や休日も含め24時間365日対応できる体制を確立していることが多いので安心です。

では、③のように医師が一人しかいない診療所は避けたほうがよいかといわれると、それは、その医師次第という感じです。私の知る限り、一人で在宅医療にたずさわっている先生は、情熱を持って在宅医療に取り組んでいる方が多い印象です。

たとえば、私が日頃連携を取っている在宅医の一人は、もともと私と同じ外科医で、40歳代半ばまで病院の外科で働いていた先生でした。それがあるとき、在宅医療専門のクリニックを立ち上げ一人で在宅医療を始められたのです。理由を尋ねると、患者さんの〝手術をしたその後〟の生活を診る医師になりたくて転身を決心したとのことでした。私も外科医なのでその気持ちはよく分かります。大病院の外科医というのは、いったん治療が終わると、担当した患者さんがその後どうなったのか、どんな生活を送っているのか、知る機会が少なくなります。そこに自ら飛び込んでいかれたわけです。その先生は本当に熱心に在宅医療に取り組まれていて、在宅での看取りにも対応しています。在宅医になって数年が経ちますが、その間、地元の茨城から離れたことは一度もないそうです。

そんな熱心な先生方が多い一方、気になるのは「一人では限界があるのでは?」ということです。もちろん限界はあります。そこで最近は、医師が一人しかいない診療所を地域全体でバックアップする動きが盛んになっています。私がいる茨城県は茨城県医師会が中心となり、個人で在宅医療を行っている診療所をグループ化して、互いに協力し合うことで医師の負担を軽減する取り組みを始めています。しかし、うまく機能しているかというと、まだ十分に機能しているとはいえない部分が多いのも事実です。
同じような取り組みはほかの地域にもすでにあります。長崎県の「長崎在宅Dr.ネット」はその代表格です。在宅医療を行っている複数の医師が集まり2003年にスタートしました。一人の在宅患者さんに対し「主治医」と、それを補佐する「副主治医」を決め、さらに皮膚科、眼科、脳外科、麻酔科、整形外科、婦人科などの医師が「協力医」として必要に応じて往診を行うスタイルです。これで24時間365日対応を実現しています。
一人で在宅医療を行っている医師に依頼する場合は、こうした地域のバックアップ体制についても確認されるとよいでしょう。自分が住む地域にそうした取り組みがあるのかどうかは、かかりつけ医や地域包括支援センター、ケアマネジャーなどに尋ねれば教えてくれるはずです。

極論すれば「中身」よりも「近さ」

在宅医療サービスの提供者選びにもう一つポイントを付け加えるとするなら、自宅や施設からの「距離」です。サービス内容は普通でよいので、近さを重視するということです。

在宅医にはいろいろな背景を持った先生がいます。在宅医療を専門に行う医師は増えていますが、「在宅専門医」「訪問診療専門医」といった専門医の資格があるわけではありません［参考7］。専門医資格というのは一定期間の修練と臨床経験、実績を経て、国の認めた認定試験に合格して、初めて取得できるようになっています。これを統括する部署が国の日本専門医機構です。専門医資格は、現在、国に管理された資格になっています。在宅医の学会が独自につくった専門医資格がありますが、これは日本専門医機構が認めたものではありません。したがって、在宅医には「こういう修練を積み、このくらいの臨床経験を積んだら専門医になれる」という明確なルールが存在しないのです。

現在、在宅医療を行う先生方のバックボーンはさまざまです。もともと外科医や内科医だった医師もいれば、どこの科にも属さず、特に専門領域を持つことなく数年ずついろいろな診療科をまわって、最終的に在宅医療にたどり着いた人もいます。また、最近の若い医師のなかには、最初から在宅医を目指す人もいます。私が医学生だった時代には考えられないことです。

つまり、在宅医は「専門性」という視点で見ると〝当たり外れ〟があり得るということです。がん治療に詳しい在宅医に診てもらいたいと思っても、がん治療に詳しい医師が都合よく見つかるとは限りません。

だからこそ、「患者さんがいる場所と、在宅医がいる場所との距離」が大切になります。

外来治療の場合は、動くのは患者さんのほうです。多少遠方の医師でも良い先生がいれば、患者さん自身が電車を乗り継ぎ、あるいは車を運転してそこまで行けばよいでしょう。しかし、在宅医療においては、たとえば往診をお願いしたとき、すぐに対応してもらえるかどうかは、やはり近さに左右されるのが現実です。

それは、私自身にも心当たりがあります。私は大学病院に勤務していた頃、ほかの病院に出向になることがありました。そのときは必ず、出向先の病院まで歩いて通える場所に部屋を借りていました。医師という仕事は、担当の患者さんの容体が急変するなど夜間や休日に呼び出されることが多々あります。そのとき、病院に行くのが億劫《おっくう》にならない距離に住んでいないと、自分の性格から、当直している後輩医師などに電話で指示だけを出し、自分は動かなくなりそうな気がしていたのです。そうなるのが怖かったので、軽い気持ちで、さっと歩いて行ける距離にいつも住んでいました。

医師も人間です。若いうちは経験が浅いこともあり、まじめな医師ほど「とにかく患者さんのもとに急ごう」と考えます。しかし、経験を積んでくると直接診察せずとも状況が予想できることも多くなり（そこに落とし穴があります）、後輩の医師や看護師にお願いして〝ごまかす〟ことができるようになります。在宅医療も同じです。「急変時の対応」に一つのポイントがある在宅医療では、在宅医が近くにいるということが専門性よりも大切になる場面が多いと思うのです。

患者さんの一人暮らしをフォローするサービス

日本の高齢化を考えるとき、必ずついてまわる問題が「高齢者の一人暮らし」です。未婚や離婚、死別、子供の独立など、一人暮らしの理由はさまざまですが、その数は着実に増えています。２０４０年には、一人暮らし世帯が全体の４割に達するともいわれています。65歳以上の高齢者の一人暮らしも年々増えています。２０１５年の時点で65歳以上の男性の1割強（約192万人）、女性の2割強（約400万人）が一人暮らしです［図2－1］。女性は男性に比べて平均寿命が長い分、一人暮らしになる確率も高くなります。

そのような方たちの在宅医療をどうするか、患者さん本人だけでなくご家族も心配される問題です。結論からいえば、一人暮らしでも在宅医療は可能です。現在、自宅で在宅医療を受けている患者さんのなかには一人暮らしの方がたくさんいます。正直なところ、私には

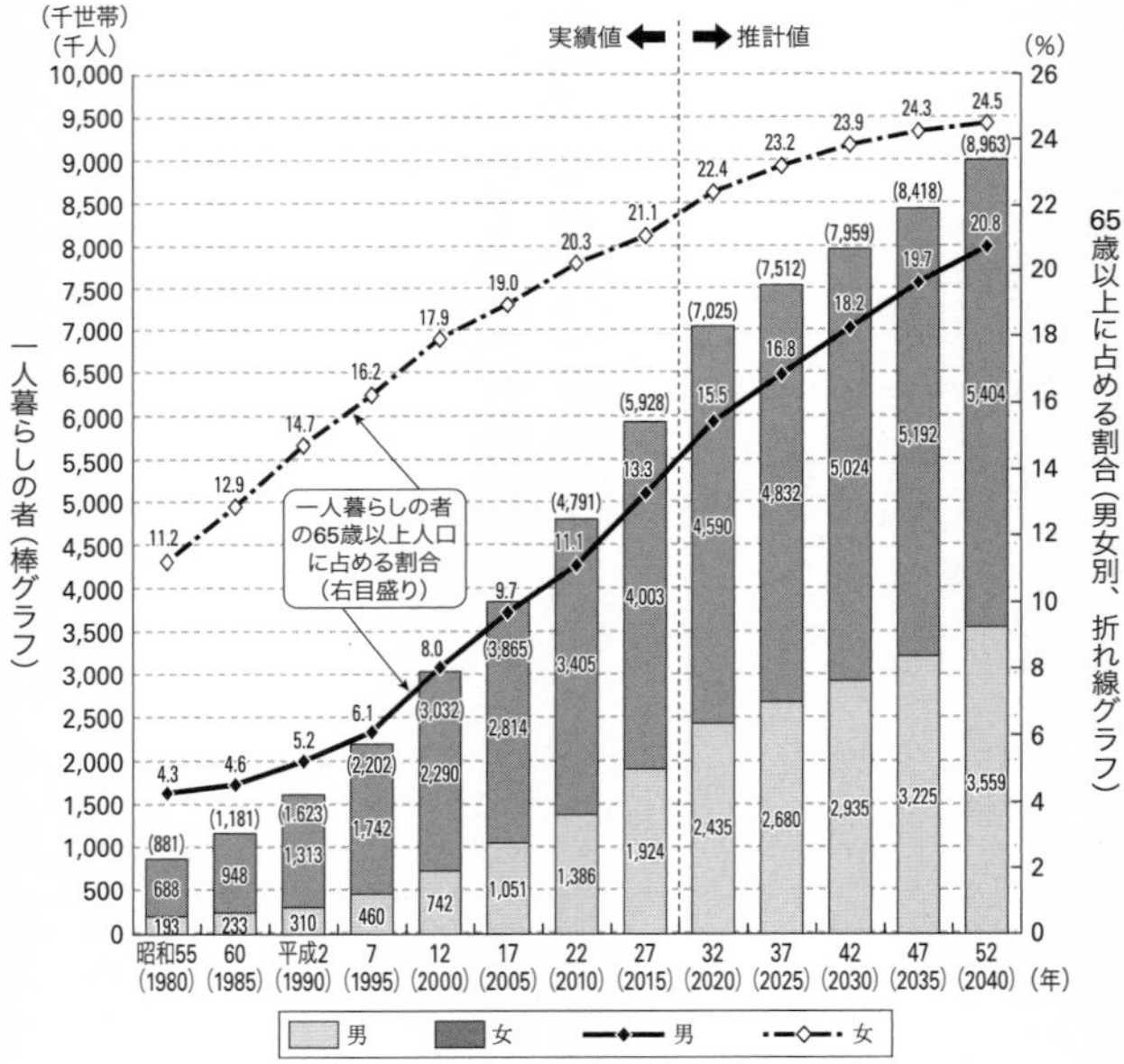

出典：内閣府「平成30年版高齢社会白書」※平成27年までは総務省「国勢調査」による人数、平成32年以降は国立社会保障・人口問題研究所「日本の世帯数の将来推計（全国推計）2018（平成30）年推計」による世帯数

（注1）「一人暮らし」とは、上記の調査・推計における「単独世帯」又は「一般世帯（1人）」のことを指す。

（注2）棒グラフ上の（　）内は65歳以上の一人暮らしの者の男女計

（注3）四捨五入のため合計は必ずしも一致しない。

図2-1　65歳以上の一人暮らし高齢者の動向

高齢の独居者は人数（独居人数）、全体に占める割合（独居率）共に年々増加している。特に女性の独居率が高い

「大丈夫かな」と心配になる方もいるのですが、患者さんの状態を間近に見ている訪問看護師に聞くと、「一人暮らしだからといって在宅医療をあきらめる必要はまったくない」と自信を持っていい切ります。

在宅医のなかには、「むしろ一人暮らしのほうが自宅での在宅医療はうまくいく」という先生もいるほどです。たしかに、ご家族と同居されていると、サービスの提供側はご家族の負担にも配慮しなければなりません。また、ご家族の意見に振り回されて右往左往しやすいという側面もあります。しかし、患者さんが一人暮らしで、本人が「自宅で過ごしたい」という強い意思をお持ちであれば、そのほうがうまくいくケースも多いようです。「最後まで自宅で」という希望も一人暮らしのほうが叶えやすいといいます。

私の病院で在宅医療サービスを提供していた患者さんのなかに、90歳代の女性の患者さんがいました。先日お亡くなりになったのですが、その方は脳出血の後遺症があり、ベッドの上でほぼ寝たきりの生活をされていました。それでも最後まで一人暮らしを続けていました。早くにご主人を亡くされ、お子さんはいらっしゃったものの、子供たちには迷惑をかけたくないとの理由で一人暮らしを強く希望されていたのです。

在宅医療に入ったのは8年ほど前からでした。以来、少しずつ身体機能が低下していき、最後はほぼ寝たきりになりました。それでも、健康管理や薬の管理は「訪問看護」、食事は「訪問介護」、入浴は「デイサービス」と3つのメニューを使い分けながら、1日に3、4回何かしらのサービスが入る体制を整えることで、最後まで自宅での生活をまっとうされました。たとえ一人暮らしであっても、いくつかの在宅医療サービスを組み合わせれば自宅での生活は十分続けられるのです。

介護保険サービスのなかには、「定期巡回・随時対応型訪問介護看護」というものがあります。これは「定期巡回サービス」と「随時対応・随時訪問サービス」を組み合わせたものです。

定期巡回サービスとは、1日に複数回（3~6回程度）訪問し、オムツ交換やトイレの介助、入浴や食事のサポート、寝返りの介助、投薬の確認など、必要なサービスを短時間で行うものです。随時対応・随時訪問サービスとは、緊急コールを受けてオペレーター（看護師や介護福祉士など）が対応したり、実際にスタッフが訪問したりするもので、2012年から始まっています。定期巡回・随時対応型訪問介護看護という名称のとおり、介護スタッフだけでなく看護師とも連携し、介護と看護の両面からサポートするところが特徴です。

そのほか、「日中の明るいうちはいいけれど夜間が心配」という方には、「夜間対応型訪問介護」という介護保険サービスがあります。これも、定期巡回・随時対応型訪問介護看護と同じように、夜間帯に定期的に巡回し、安否確認やトイレの介助などを行う「定期巡回サービス」と、ベッドから落ちた、急に具合が悪くなったなどの緊急時にコールを受けて、オペレーター（看護師や介護福祉士、ケアマネジャーなど）がアドバイスを行ったり介護スタッフが訪問したりする「随時対応サービス」の組み合わせです。こちらは２００６年から始まっています。

定期巡回・随時対応型訪問介護看護との違いは、サービスを受けられるのが18時から翌朝8時という夜間帯に限られていること、夜間対応型訪問介護は介護サービスのみで医療的なケアは受けられないこと、そして、定期巡回・随時対応型訪問介護看護が月額の定額料金であるのに対し、夜間対応型訪問介護は訪問回数に応じて費用が加算されることです。

定期巡回・随時対応型訪問介護看護と夜間対応型訪問介護は、サービスの内容が重なる部分があるので併用はできません。また、訪問介護も併用不可です。

なお、定期巡回・随時対応型訪問介護看護も夜間対応型訪問介護も、どの事業所でも提供している一般的なサービスではありません。２０１７年10月時点で、「定期――」は全国で900カ所弱、「夜間――」は200カ所強です。[2-1] サービスを提供してくれる事業所が自宅近くに見つかるかという問題はありますが、こうしたサービスを利用できれば一人暮らしの不安もやわらぐと思います。

認知症に対応する小規模多機能型居宅介護

患者さんが認知症の場合はどうでしょうか。

認知症の方が一人暮らしをして在宅医療を受けることは可能なのでしょうか。

認知症の場合は、さすがに病院や施設に入ったほうがよいのでは？　そう思われるかもしれません。しかし、これも人によりけりです。徘徊が多かったりご家族が認知症の症状を受け止めきれなかったりする場合は、たしかに施設への入所をお勧めすることが多くなります。ただ、認知症の方は住み慣れた自宅のほうが、認知機能が保たれやすいという事実があります。

そのため、「自宅がいい、病院にも施設にも入りたくない」という本人の意思が明確であれば、重度の認知症であっても、本人の意思を尊重して自宅での生活を続けられるよう、在宅医療サービスを整えることを私たちは考えます。

ある男性の患者さんは重度の認知症で、ご自分で食事の用意をすることも、朝一人で起きることもできない状態でした。在宅医療を始めた当初は、奥さまとの二人暮らしでした。しかし、奥さまが介護老人保健施設（老健）に入所することになると、「自分は施設に入りたくないし入院もしたくない。ずっと家にいたい」とはっきりおっしゃいました。そこで、そのまま自宅で一人暮らしを続けることになりました。

その際に利用したのが「小規模多機能型居宅介護」というサービスです。一つの事業所が「通い（デイサービス）」と「訪問（訪問介護）」と「泊まり（ショートステイ）」、３つのサービスを提供するもので、どのサービスも顔なじみのスタッフが対応してくれるという良さがあります。私の法人には病院のすぐ隣に「憩《いこい》の杜《もり》」という小規模多機能ホームと認知症デイサービス、グループホームが一緒になった複合施設があります。通い（デイサービス）と泊まり（ショートステイ）のときはこの施設を利用しました。利用しない日は、訪問介護員が１日に３、４回訪問しての見守りです。これにより、その患者さんは今も自宅での生活を続けています。老健に入所されている奥さまに会うため、自宅から一人で歩いて来られることもあります。

認知症の人が一人で外に出たら道に迷ってしまうのではないか、徘徊につながるのではないかと思う方がいらっしゃるかもしれませんが、認知症は全員が全員、徘徊が問題になるわけではありません。むしろ、徘徊が問題になる方は少ないように感じています。

在宅医療にかかるお金のすべて

ここまで、在宅医療を導入する際のポイントをご説明してきました。

「ところで、在宅医療ってお金がかかるものなの？　かからないものなの？」

気になった方が多いと思います。そこで、本章の最後にお金の話をざっとまとめておきます。


一般的には、外来医療（通院）に比べると在宅医療のほうが費用は高くなりがちです。しかし、公的な保険が効きますので、実際に患者さんが支払う費用には上限があります。

在宅医療にかかるお金は、大きく「医療にかかる費用」と「介護にかかる費用」の2つに分けられます。

〈医療にかかる費用〉

医療にかかる費用とは、医師の訪問診療や往診にかかる費用、医学管理に対する費用（計画的な医学管理の下に定期的な訪問診療を行う場合にかかる基本料金のようなもの）、訪問看護（医療ではなく介護に入るケースもあります）にかかる費用や、使った分の薬代などです。

たとえば、2週間に一度の計画的な訪問診療と、週に二度の訪問看護を受けている患者さんの場合、次のような費用がかかります［表2－2］。患者さんの状態や住んでいる場所（集合住宅なのか、一軒家なのかなど）、かかっている医療機関などによって金額は異なりますのであくまでも目安としてごらんください（2021年4月現在）。

内容	金額
在宅時医学総合管理料	3万7,000円×月1回
在宅患者訪問診療料	8,880円×月2回
訪問看護基本療養費	5,550円×月8回
	計　9万9,160円

表2-2　在宅医療において医療にかかる費用の例

このうち患者さんが支払うのは1～3割です。現状、75歳以上の人は現役並みの所得がある人以外、自己負担は1割なので実際に支払う費用は月に1万円弱です。

訪問診療や訪問看護の回数が増えたり、往診をお願いしたり、いろいろな処置、検査、薬などが加わると金額は上がります。ただし、1カ月に支払う医療費には上限がありますので、70歳以上の多くは1万8000円が上限です。

〈介護にかかる費用〉

介護にかかる費用は、患者さんの要介護度や、どんなサービスをどのくらい使うかによって大きく異なります。そもそも介護保険では、要介護度別に1カ月に利用できるサービスの限度額が決まっています。2020年現在は次のとおりです［表2−3］。

要介護度	1カ月あたりの区分支給限度基準額
要支援1	5万320円
要支援2	10万5,310円
要介護1	16万7,650円
要介護2	19万7,050円
要介護3	27万480円
要介護4	30万9,380円
要介護5	36万2,170円

出典：青燈会小豆畑病院作成資料

表2-3　1カ月あたりの区分支給限度基準額
支給限度基準額の範囲内であれば、利用者が支払う金額は実際にかかった金額の1割もしくは2割か3割となる（多くの人は1割負担）

ケアプランはこの支給限度基準額内におさまるように作成するのが一般的です。患者さんやご家族の意向でサービスの回数や種類をもう少し増やしたい場合は、限度額を超えてサービスを追加することも可能です。ただし、限度額を超えた部分は全額自費になります。

そのほかの費用としては、食事の宅配サービスなど、介護保険外のサービスを利用した場合の費用、オムツ代や在宅での生活を快適にするリフォーム代といった介護保険外の費用があります。保険外の実費の部分には、各市町村でオムツ代の補助や、バリアフリー化にかかるリフォーム代に関する助成金、そのほかさまざまな補助が用意されていますので、そのつどケアマネジャーに相談していただくとよいかと思います。

出典

2－1　厚生労働省「平成29年介護サービス施設・事業所調査の概況」
https://www.mhlw.go.jp/toukei/saikin/hw/kaigo/service17/index.html

第3章　家族の負担をなるべく軽く

ドキュメンタリー番組のような家族はごく一部

この頃、「在宅医療」や「在宅での看取り」をテーマにしたドキュメンタリー番組を頻繁に目にするようになりました。在宅医療に対する関心の高さの現れでしょう。ただ、そうした番組のある種のパターンに私は違和感を抱くことがあります。

患者さんの周りには献身的に介護を続ける家族がいます。熱心な医師や看護師がいます。そして、住み慣れた自宅のベッドで関係者に温かく見守られながら最後のときを迎えます。遺された家族は、「家で看取れてよかった。先生たちのおかげで良い時間を過ごせました」と、看取ってくれた医者や看護師に感謝の言葉を伝えます。

たしかに、患者さんに寄り添う家族の姿は美しく、悲しみのなかにも温かさが感じられて、理想的な最後といえます。ところが、そうした美しいイメージが、かえって在宅医療に対する心理的なハードルを上げているのではないか。私はそれを危惧しています。私の知る限り、在宅医療の現場で実際に家族が力を合わせておじいちゃん、おばあちゃんを支えられる家庭は全体のごく一部です。

私の病院は茨城県の北部、那珂市という街にあります。病院で診ている患者さんのなかには、子供たちが東京のほうに住んでいるという高齢者がたくさんいます。那珂市に住んでいるのは80歳代や90歳代のご夫婦だけ、あるいはすでに配偶者を亡くしていたり、もともといなかったりして一人暮らしという方。遠方に住む子供たちは、それぞれに家庭や仕事があるので、定期的に様子を見に帰ることができません。

そのようなご家族、特に遠方に住むお子さんたちに在宅医療の話を持ち出すと、途端に絶望的な顔をされる方がたくさんいらっしゃいます。

「子供たちの誰かが仕事を辞め、田舎に戻ってこなければならないのだろうか」

とっさにそのような未来が頭をよぎるのだと思います。なかには、「うちにはそんな立派なことはとてもできない」と激しく拒絶反応を示される方もいらっしゃいます。「立派なこと」とは、それこそドキュメンタリー番組で見た理想的な在宅医療の姿をイメージされているのでしょう。

世の中には子供のいない家庭もあれば、いるけれども遠くに住んでいる家庭、近くにはいるものの仲の悪い家庭……さまざまな家庭があります。それぞれに事情を抱えています。親族全員が助け合いながら自宅で親を介護し、看取ることができるご家族ばかりではないのです。だから在宅医療の制度は、そういうご家族、そういう患者さんでも過不足なくサービスを受けられるような建て付けになっているのです。

極端にいえば、在宅医療の現場に仲睦まじいご家族の献身的な協力は不可欠ではありません（もちろん、あるに越したことはありませんが）。前述のとおり、一人暮らしでも在宅医療を受けながら暮らしている方はたくさんいらっしゃいます。一人暮らしでも、近くに助けてくれる家族がいなくても、在宅での生活を続けることは可能です。それが在宅医療なのです。

私は、そもそも「最後まで住み慣れた自宅で」と頑《かたく》なにこだわる必要はないのではないかと思っています。病院を退院後、在宅医療を受けながら自宅で暮らしていても、最後の最後になると自宅での生活に不安を覚えるようになる人はたくさんいます。そのときはまた入院すればいいのです。ご家族も、「自宅で介護しよう」「自宅で看取ろう」と最初は意気込んでいたけれど、やっているうちにしんどくなったら、病院や施設を利用すればいいのです。それも一つの選択肢です。決して親不孝なことでも、罪悪感を覚えるようなことでもありません。

本章では、いまどきの家族のあり方、ライフスタイルに即した現実的な在宅医療について、主に「家族の負担を軽くする」という視点でその要点をお伝えしたいと思います。

家族が頑張るか、サービスをたくさん入れて楽をするか

病院に入院していた患者さんが退院後に在宅医療を利用するとき、入院中に「退院前カンファレンス」を開くという話を前章でご紹介しました。私の病院では患者さんやご家族も交えて、在宅医療に関わるスタッフに病院側のスタッフから引き継ぎを行います。このとき私がいつも意識していることがあります。それは、「家族に頑張らせないこと」です。

退院前カンファレンスの席では、ご家族の反応はだいたい2つに分かれます。一つは、「こんな状態でうちに連れて帰るのは無理」と不安そうにされるパターン。患者さんは退院できるだけの状態に回復してはいるものの、「病人」の面倒を家で見るのは難しいのではないかという拒否反応が現れます。もう一つは、「ここから先は私たちに任せてください」「○○は私（患者さんの奥さま）がやって、○○は娘がやります」など、ご家族全員がとても意気込んでいるパターン。たくさんのスタッフを前にしているからでもあるのでしょう、いくぶん興奮気味におっしゃいます。同席しているケアマネジャーからは、「週3回、訪問介護に入ってもらいましょう」「入浴は週に1回訪問を頼みましょう」など、経験上ご家族の負担を軽くする提案がされるのですが、「いいえ、家族でやります」「私がやります」と一手に引

き受けようとされます。特にお嫁さんが、お義父さんやお義母さんの介護をされるときに、そのような反応がよく見られます。立場上、「嫌だ」「できません」とはいいづらいのでしょう。その思いが、必要以上にやる気を見せてしまうのかもしれません。

在宅医療を始める以上、誰かが頑張らなければならないという思いはよく分かります。しかし、あまり頑張りすぎると長続きしません。そのため、私は、頑張ってしまいそうなご家族には、「このサービスも入れたほうがいいですよ」「できるだけ楽にしたほうがいいですよ。続かないから」と積極的に口を出しています。

在宅医療は、多くの場合どれくらい続くものなのか誰にも分かりません。大切なのは、患者さんもご家族も、常に同じペースで、在宅医療のある日々を生活のスタンダードな姿にすることです。そのためには、最初のうちは各種サービスを限度額いっぱいまで入れて、ご家族がなるべく楽できるようにしておくことが重要なのです。ロケットスタートではなくスロースタート。ある程度、在宅医療のある生活に慣れて、「このサービスは要らないな」と思うものが出てきたら、そのときはケアマネジャーに相談して減らせばいい。それが、在宅医療が長続きするコツです。

特に入浴介助は、たとえ入院中に病院のスタッフからやり方を教わったとしても、家のお風呂と病院のお風呂は勝手が違うので、病院でできたことが家でできるとは限りません。まずは介護保険サービスを使って、自宅での介護の仕方を専門家から教わったり、一緒にやったりする時間を持つことがとても大切になります。家族が最初から暗中模索で在宅医療を始めるのではなく、専門家の力を借りていかに家族でトレーニングを積んでいくか、在宅医療導入当初は、そんなふうに考えてほしいと思います。

親の介護をするのに仕事を辞めなくてはいけないの？

ある事例をご紹介します。

その男性患者さんは、貧血で意識を失い私の病院に救急搬送されました。２週間ほどで退院の目途《めど》は立ちました。しかし、高齢のため入院中に身体機能が落ち、歩行、排泄、食事、入浴といった日常生活動作（ＡＤＬ）が低下していました。入院前は自分で車の運転ができるほどお元気でしたが、わずか半月の入院で自分の足で歩くことすらできなくなっていました。突然の車いす生活です。ご本人はもちろん、ご家族も相当ショックを受けられ、現実を受け止めきれないといった様子でした。

患者さんは息子さん一家と同居されていました。そこで在宅医療に移る前は、退院前カンファレンスや医療ソーシャルワーカー（ＭＳＷ）との面談で、「こういうサービスを使えば、こういう部分が楽になりますよ」とご家族の負担を軽くする方法をいくつも紹介していきました。そのとき、息子さんご夫婦がいちばん心配されていたのが「介護と仕事の両立」でした。共働きでしたので、在宅医療が始まるとどちらかが仕事を辞めなければならないのではないかと不安に思われていたのです。

そういうご家族はたくさんいらっしゃいます。結論からいえば、在宅医療のために仕事を辞めなければならないことは基本的にありません。平日はデイサービスかデイケアを利用すれば、そこで食事も入浴もやってもらえますので、ご夫婦はそれまでどおり仕事ができます。もし、仕事で帰宅が遅くなるようなら延長も可能です。施設によっては昼食だけでなく夕食を提供してくれるところもあります。退院して患者さんの居場所が変わるだけなので、スケジュールをきちんと組みさえすれば仕事を辞める必要はありません。

デイサービスもデイケアも、日帰りのサービスです。

デイサービス（通所介護）とは、日中は施設に通って食事や入浴、健康状態の確認、レクリエーション、機能訓練などを受けるものをいいます。麻痺などがあり自宅での入浴が困難な方が入浴目的で週に２、３回通うこともあれば、認知機能や身体機能の保持を目的にほかの利用者との交流を深めるために通う方もいます。

一方のデイケアは、「通所リハビリテーション」とも呼ばれるものです。主にリハビリテーションを行う日帰りサービスです。食事や入浴のサービスがあるデイケアもありますが、基本的な目的はリハビリテーションです。

デイサービスもデイケアも原則として送迎サービスがついています。ですから、ご家族は自宅で見送ったのち、デイサービスやデイケアのスタッフが再び自宅に送り届けてくれるまで、自分の時間を持つことができます。

なお、相談の末、この男性患者さんの在宅医療は、月曜日から金曜日まではデイケアに通い、週末はご家族が対応するというかたちに決まりました。ご夫婦とも仕事を辞めることなく、今も在宅医療を続けられています。

大切なのは、在宅医療といっても患者さん自身は自宅にずっと「在宅」しているわけではないということです。その患者さん本人は、頭はしっかりされているので、今はデイケアでいろいろな方と話をしたり、レクリエーションを行ったり、四季の行事に参加したりするなど、毎日を楽しんでいらっしゃいます。「日中一人で家にいるより、ここに来たほうが何倍も楽しい」といきいきとされています。車の運転は難しいですが、デイケアでのリハビリテーションのおかげで、一人で寝返りが打てるようになり、自分で体を起こすこともできるようになりました。全身状態は少しずつ回復しています。

デイサービスを使いたくない場合

デイサービスやデイケアを利用するのは、仕事と介護を両立させる定番の方法です。しかし、なかには高齢の患者さんがデイサービスやデイケアを利用したがらないというケースもあります。私の病院の職員の家庭がまさにそのパターンです。

その職員は、訪問看護師としてフルタイムで働きながら、同居するお義父さんの介護もしています。しかし、デイサービスは利用していません。お義父さんが嫌がるからです。お義父さんは糖尿病が原因で両目を失明され、知らない場所では距離感がつかめず安心して過ごせないとおっしゃるそうです。たとえ目が見えなくても、自宅であればどこに何があるかがだいたい分かります。何歩歩けばトイレがあるのか、テーブルの上に何が置いてあるのか、だいたい把握しているので一人でも安心して過ごせます。電子レンジで食事を温めて食べることもできるそうです。

そこで彼女は、自分が働いている平日は訪問介護や訪問看護を入れています。お義父さんの様子を誰かが常に見ているわけではありませんが、自宅であれば一人でもできることが多いのでそれで十分なのだそうです。彼女自身、介護によるストレスはほとんど感じないといいます。

同じようなケースは認知症の患者さんにも見受けられます。認知症の方は知らない人や知らない場所を苦手とすることが多く、デイサービスに通うとかえってストレスが増し興奮状態に陥ることがあります。そんなときもやはり、デイサービスより訪問介護や訪問看護のほうが落ち着きます。

共働きの家庭で日中に要介護者が一人になる場合、その時間をどう支えるかはケースバイケースです。デイサービスやデイケアが適する場合もあれば、訪問介護や訪問看護が適する場合もあります。大切なのは、患者さんが心地よく過ごせ、ご家族の負担が軽くなることです。やはりここも、キーワードは「頑張りすぎない」ということです。

疲れたら泊まってもらう

デイサービス、訪問介護、訪問看護……限度額いっぱいまで介護保険サービスを利用しても、足りない部分はどうしても出てきます。しかし、そこを家族が補っているとしだいに家族の疲れが抜けなくなります。介護疲れ、介護うつという言葉を最近はよく耳にするようになりました。

疲れたら休む――それは仕事もスポーツも介護も同じです。

介護保険サービスには、介護に疲れたご家族が一休みするためのサービスもあります。これをレスパイトケアといいます。「レスパイト」とは一時中断や小休止という意味です。すでにご紹介したデイサービス（通所介護）やデイケア（通所リハビリテーション）は介護保険を使ったレスパイトケアの代表です。そのほかに、ご家族がもっと休む時間を確保できる「ショートステイ」というサービスもあります。

デイサービスやデイケアが日帰りサービスなのに対し、ショートステイは泊まりのサービスです。患者さんが施設に泊まってサービスを受けます。また、ショートステイには「短期入所生活介護」と「短期入所療養介護」の２種類があります。

短期入所生活介護とは、特別養護老人ホームなどに短期間入所して、食事や入浴、排泄などの介護や機能訓練などを受けるものです。一方の短期入所療養介護は、介護老人保健施設や療養病床を持つ病院・診療所に短期間入所して、日常生活上の支援だけではなく医療ケアや機能訓練なども行うものです。

どちらも「ショートステイ」と呼ばれますが、短期入所生活介護のほうは生活面のケアが中心です。対する短期入所療養介護は、医師が必ずいる施設で提供されるサービスで、医療面のケアも行えるというメリットがあります。どちらも期間は30日以内という宿泊サービスです。

そのほか、介護保険外にも同じようなサービスがあります。医療保険の適用となる病院にレスパイトの目的で入院する「レスパイト入院」、デイサービスを受けた後にそのまま宿泊する「お泊まりデイサービス」、有料老人ホームに短期入所する「有料ショートステイ」などです。レスパイト入院は医療保険が使えますが、お泊まりデイサービスと有料ショートステイは介護保険の適用範囲外となるため全額自費になります。

国は、入院から在宅へという流れのなかで、「ときどき入院、ほぼ在宅」というキャッチコピーをよく使います。これはいい得て妙です。在宅医療は「ずっと自宅」である必要はありません。ときには入院や入所のサービスを使って家族が一息つく時間をつくることも長続きのコツです。家族が疲れたなと感じたら、「ショートステイを使いたい」「レスパイト入院をお願いしたい」など、ケアマネジャーに相談してみるとよいでしょう。

ショートステイはご家族が心を整える時間

「自宅で看取ります」と宣言したお嫁さんがいらっしゃいました。

患者さんはその方のお義父さんです。脳梗塞を複数回繰り返し、自宅ではほとんど寝たきりの状態でした。食事は胃に直接栄養を入れる胃瘻、トイレに一人では行けないのでオムツを使っていました。自営業の息子さん夫婦と同居されていたのですが、息子さんはすでに亡くなられていて、介護をされていたのはお嫁さんだけでした。

在宅医療がスタートした当初、お嫁さんは「オムツ交換は私には無理です」「胃瘻の管理は怖くてできません」とおっしゃっていました。無理もないと思います。胃瘻は、お腹に小さな穴をあけて表面から胃の内側に管を通し、そこから栄養を送るものです。胃瘻の管理は慣れてしまえば比較的簡単なのですが、初めての人にとっては触るのも怖いと感じることがあります。オムツ交換もそうでしょう。なにしろ、ご家族が在宅医療を躊躇されるいちばんの理由がトイレ問題なのですから（これは後述します）。

当初、お嫁さんはショートステイを多用されていました。患者さんをショートステイで施設に預け、自宅には1週間のうち2、3日だけ戻るという生活を繰り返されていました。担当の訪問看護師によれば、それでもお嫁さんは辛そうな様子だったといいます。そこで、このまま在宅医療を続けるより施設に入所させることを検討されてはどうかと伝えたそうです。

とはいえ、すぐには結論が出なかったため、看護師は改めて胃瘻とオムツ交換の方法を、お嫁さんにそばで見てもらうところから始めました。すると、どういう心境の変化があったのかは分かりませんが、半年後、お嫁さんのほうから「やっぱり私、自宅で看ます」とおっしゃったのです。以降、胃瘻もオムツ交換も自分でてきぱきとこなすようになり、ショートステイの頻度は2週間に一度程度になりました。もしかすると、お嫁さんのなかで在宅医療の障壁になっていた2つの事柄（胃瘻とオムツ交換）がクリアでき、なんとなく自信がついたのかもしれません。その後もショートステイを使いながら在宅医療は続いていき、最終的には宣言どおり自宅で最後を迎えられました。

患者さん自身は、在宅医療の当初からすでに意思疎通がほとんど取れない状態でした。ですから、自宅がよかったのか施設がよかったのか、そこのところは分かりません。ただ、お嫁さんは「家《うち》で看てあげられてよかった」と満足そうに話されていたそうです。

在宅医療に立ちはだかる障壁は人それぞれです。このお嫁さんの場合は、胃瘻とオムツ交換でした。施設への入所も悪いことではありませんが、いくつかのハードルを乗り越えればあとは淡々と在宅医療が進んでいくこともよくあります。ショートステイはそんな障壁を乗り越えるために、ご家族が準備をする時間もつくってくれます。ご家族が技術的な問題をクリアしたり、心を整えたりする時間を持つことも在宅医療にとっては大切です。

心のなかでは「自宅で看取りたい」と思っていても、体がうまくついていこないことがあります。そんなときは、一度そのこだわりから解き放たれて楽になってみるのも一案でしょう。ショートステイやレスパイト入院は、肉体的な疲労から解放されるだけでなく、ご家族が心を整えるためにもお勧めのサービスです。

在宅看取りに〝失敗〟する原因とは

在宅での看取りについて少し触れておきます。

第1章でも述べましたが、在宅医療全体のうち、当初から自宅での看取りまで見据えているケースは全体の1割弱です。ただ、世の中の関心の高さはそれ以上のようで、私のところにも「在宅での看取りがうまくいく方法を教えてください」という質問がよく届きます。

幸い、私の病院では今のところ在宅の看取りに〝失敗〟したというケースはありません。何をもって成功・失敗というかは人それぞれでしょうが、患者さんご本人やご家族が望まないかたちで、息を引き取る場所が自宅以外になった場合、それは失敗といえるのかもしれません。

自宅で看取ると決めていたのに、どうして自宅以外で息を引き取るケースがあるのか。それは、緊急時の判断を冷静に行うためのコミュニケーションが、日頃からご家族と在宅医療スタッフとのあいだでうまく取れていないことが原因です。関係者のなかに認識や思いのズレがあると後悔の残る最後になってしまうことがあるようです。

つい最近、こんなことがありました。

在宅での看取りを考えている患者さん、ご家族と、在宅医療スタッフとのあいだで医療用麻薬を増量するかどうかで意見が割れたのです。患者さんは80歳代の女性、乳がんの末期でした。

「呼吸が苦しい」と痛みを訴えられるので、在宅医は医療用麻薬の増量を提案しました。ところが、ご家族は麻薬の量を増やすと意識がぼんやりしてしまうのではないか、ぼんやりしたまま息を引き取ってしまうのではないかと心配され、増量に難色を示されました。たしかに医療用麻薬は、傾眠《けいみん》（意識が混濁しやすい状態）や呼吸抑制といった副作用があります。

しかし、そのとき提案していた量は副作用が起きるほどの量ではありませんでした。

当の患者さんは、呼吸が苦しいので「増量してください」とおっしゃいます。だからといって、ご家族の心配を無視して事を進めればそこから不信感が芽生えます。「この医者は、いざというときに信用ならない」。そんな目で見られるようになります。

そういうときはとことん話し合いです。何度か話し合いの機会をつくり、医療用麻薬の副作用のこと、傾眠や呼吸抑制のこと、また、どうして患者さんにこのような痛みが起こっているのかなど、在宅医は丁寧に説明していきました。それが功を奏し、ご家族は在宅医の説明に納得されて医療用麻薬の増量を許可されました。

在宅医療の現場では、医療者が関わるのは1週間のうち1時間程度です。あとは患者さんとご家族だけで過ごされる時間になります。医療者が不在のとき患者さんの容体が急変すると、周りのご家族がとっさの判断を下さなければなりません。そのとき、普段から信頼関係が構築されていないと、慌てて救急車を呼ばれてそのまま病院で息を引き取るということになりがちです。ご家族がいちばん頼りにしたいときに、「あの在宅医はどうも信用ならない」と思われていると、縁もゆかりもない救急車のほうが頼りになると思われてしまうのです。

容体の急変時はどのような対応を取るか。そのマニュアルを共有しておくことも大切ですが、もっと大切なのは、普段からコミュニケーションを密に取り、互いに疑問や不安を解消して信頼関係を構築しておくことです。一つひとつの選択や判断を患者さん本人、ご家族が納得のうえで進めていくことが、「最後まで自宅で」がうまくいく秘訣ではないかと思っています。

施設に入所した祖母が私に教えてくれたこと

在宅での看取りについては、人それぞれに思いがあるでしょう。私自身は、「最後の最後まで、在宅にこだわらなくてもよい」というのが在宅での看取りに対する立場です。本当の終末期にさしかかり、自宅での生活に不安を感じるようになったら、病院に入院することも決して悪いことではありません。入院したほうが患者さんやご家族の不安を取り除けるようなら、入院をお勧めすることもよくあります。

また、すでに何度も述べていますが、在宅医療は自宅で行うものとは限りません。自宅での生活が厳しくなったら施設に入所するのも選択肢の一つです。在宅医療サービスは、その施設では提供していないサービスだけ提供してもらう、そんな使い方もできます。現在は、高齢者向けの施設も種類が増えています。自分のスタイルに合った施設を選び、そこでサポートしてもらいながら生活するほうが、もしかすると自宅以上に快適に過ごせる可能性があります。

家族の関係性は千差万別です。家によっては、ちょっと距離を置いたほうがうまくいく場合もあります。かくいう私の家族も、祖母は現在施設で暮らしています。

私の母方の祖母は現在97歳です。彼女は、90歳代になり認知症が進んでからは私の法人が運営する介護老人保健施設（老健）に入所し、現在は特別養護老人ホーム（特養）で暮らしています。もともとは叔父夫婦と一緒に暮らしていました。しかし、あるとき叔父夫婦と一緒に暮らしていることが、あまり祖母や家族のためにならないなぁと思う問題が発生しました。祖母が認知症の症状を発症したのです。

もともと祖母は、本当にしっかりした人でした。太平洋戦争中は、設計士であった夫（私の祖父）について台湾に渡り、そこで長女（私の母）を出産しています。戦況が悪化すると、母子で日本に帰るように夫にいわれ、日本赤十字社の病院船（戦時中も病院船は攻撃してはいけないことになっていました）で帰国の途につきます。しかし、敵国の潜水艦に船を沈められ、それでも小さな娘を守り抜き日本に帰ってきました。そんな祖母が認知症を発症したのです。認知症にはいくつかのパターンがありますが、祖母は自分の記憶が曖昧《あいまい》になっていくことにとても困惑している様子でした。しかも一生懸命それを隠そうとするのです。それが、介護している叔父夫婦をいらだたせたようでした。

祖母はそうした人間関係を窮屈に感じるようになり、私の母も祖母を可哀そうに感じていました。そこで私は、この環境は祖母にも家族にもよくないと考え、母や叔父の反対を押し切り半ば強引に施設に入所させたのです。母は当初、「自分の親を施設に入れるなんて……」と涙を流しながら反対していました。叔父も同様で、施設入所にはかなり抵抗があったようです。法人内で働いている人たちの目も気になったのかもしれません。それでも私は、「誰かに陰口をたたかれたら、『息子（甥っ子）に無理やり入れられた』といえばいいから」と説得して私たちが運営する施設への入所を決めました。

今はこれが正解だったと思っています。

認知症の祖母から、今の状況に満足しているかどうか聞き出すことはできません。ただ、施設へ入所してから笑顔が増えたのは事実です。祖母はもともと敬虔《けいけん》なクリスチャンで毎週欠かさず教会に通っていました。叔父の家で暮らしていたときはその習慣も途絶えていたのですが、施設に入所後は母が2週に一度教会に連れて行くようになりました。その効果が大きかったようで、今はにこにこと笑顔が出てくるようになっています。

97歳のおばあさんは教会で人気者のようです。牧師さん、信者の方々は本当によくしてくださっています。２０１９年のクリスマスではすごい出来事がありました。教会のみなさんが、祖母が入所している施設でクリスマスの音楽会を開いてくださったのです［写真3－1］。おかげで病院や施設職員、入所者の方々がたくさん集まってクリスマスをお祝いすることができました。私の家族にとっては、祖母が施設に入所したことでさまざまなミラクルがもたらされたのです。

祖母のいる特養は私の病院のすぐ隣にあります。月に一度、私も外来で診ています。何かあれば私がすぐに診てあげられる距離です。「どう？　元気？」と尋ねると、私のことを孫だと分かっていない祖母は、「あんたとは長い付き合いだよね」と答えます。「そりゃそうだ

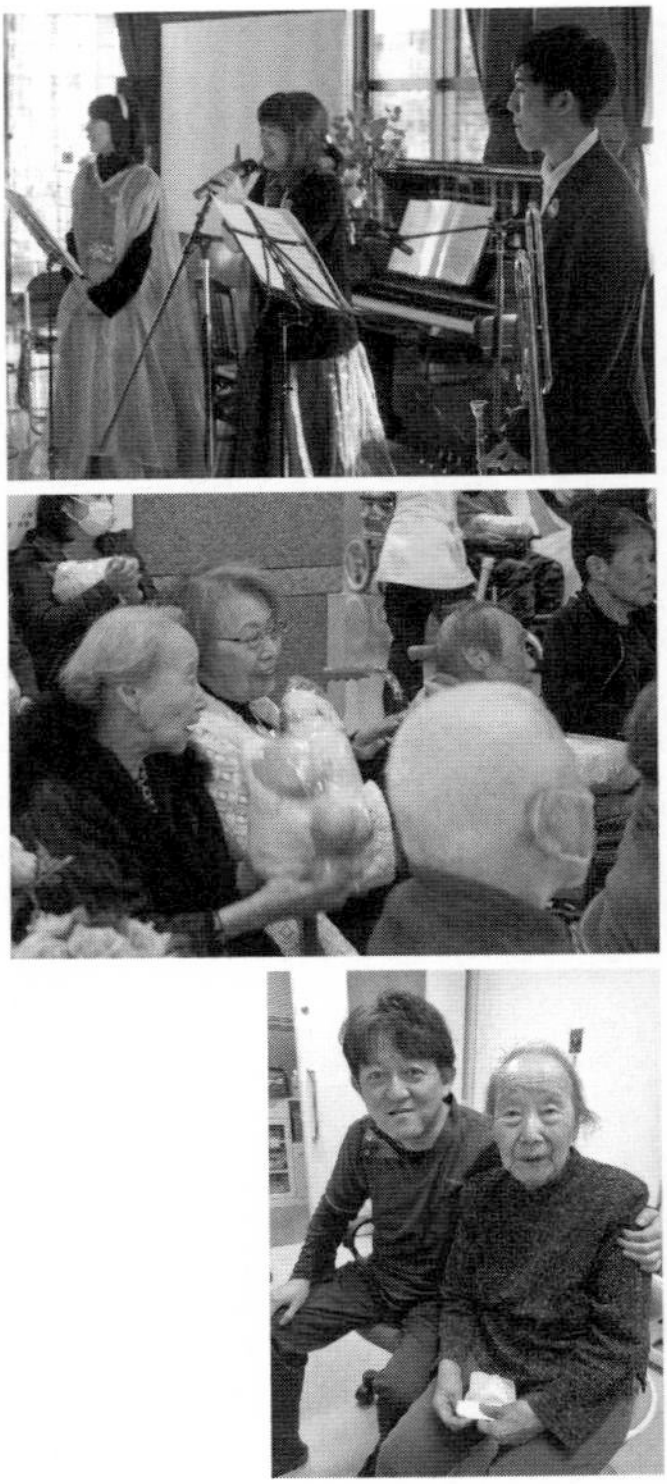

写真3–1　（上）筆者の法人が運営する介護老人保健施設でクリスマスコンサートを開催してくれた教会のみなさん。（中）コンサートを楽しむ筆者の祖母（左端）と母（左から2番目）(2019年12月)。（下）97歳の祖母と筆者。月1回の外来を受診してくれたときに（2020年11月）

よ、僕が生まれた頃からの付き合いなんだから」。いつもそんなやり取りを大笑いしながら繰り返しています。

祖母に笑顔が戻ったことで周りの家族もホッとしたのか、人間関係も穏やかになってきたように思います。家族の関係は自然と良くなりました。当初は反対していた母や叔父も、今は「これで良かった」といってくれています。

施設で暮らすメリットは、親類縁者、友人・知人がいつでも気軽に会いに行けるところにもあります。自宅で誰かと同居している場合は、周りの家族に遠慮してほかの家族は気軽に会いに行きづらいことがあります。もしかすると、たくさんの家族と会う機会が増えたことも、祖母の笑顔が増えた要因かもしれません。

私の身近にこうした経験があるので、自宅にこだわる必要はないという思いを私はより一層強くしています。患者さん本人がいつもにこにこ過ごせているのなら、生活の場所はどこでもいいのです。施設も上手に利用できればいいと思っています。

「ホーム」の新しい定義

アメリカで看護学を研究されていた看護師さんとお話ししたとき、とても面白い話をうかがいました。最近アメリカでは、「ホーム」という単語の定義が変わってきているそうです。従来、ホームとは自宅のことでした。しかし、最近は自分が「ここで暮らすのがいちばん幸せだ」と思える場所がホームだと考えられるようになっているそうです。ちなみに、アメリカでは日本でいうところの特別養護老人ホームや介護療養病床のような介護施設のことを「ナーシングホーム」といいます。

「在宅医療は自宅がよいか、施設がよいか」という議論は、そこが患者さんにとって幸せと思える場所かどうかで考えてみると、案外簡単に答えが出てきそうです。自宅での暮らしといっても、家庭によって千差万別です。同居する家族にとても大事にされているおじいちゃん、おばあちゃんもいれば、家族にまったく面倒を見てもらえず、糞尿の臭いが充満した部屋で毎日を過ごしている方もいます。

施設は施設で、人によって評価は真二つに分かれます。すっかり居心地がよくなって、もう家には帰りたくないという方もいれば、2年以上経ってもまだ慣れず、「早く家に帰りたい」といい続けている方もいます。

私の法人の施設に入居している方たちに関しては、最初から好んで入所される方はあまりいない印象です。ただ、施設での生活に慣れてくると、毎日を穏やかに過ごされる方が増えてくるように感じます。慣れる人と慣れない人の差は、一つは家族が頻繁に会いに来てくれるかどうかです。家族が頻繁に会いに来られる方は、施設での暮らしにもすぐに慣れるようです。もちろん、その施設の雰囲気、職員の対応も重要です。高齢の方、特に認知症がある方は環境の変化が苦手です。そのため、施設に入って環境ががらりと変わると、不安になって落ち着きがなくなり、認知症の症状が一時的にひどくなる方もいらっしゃいます。そのとき、職員が不安をやわらげるような対応をきちんとしていれば、落ち着きをだんだん取り戻していきます。

自宅か施設か、どちらを幸せと感じるかは、多くの場合「慣れ」が関係しているのは事実です。それまでずっとのんびり一人暮らしをしていた方が、入院をきっかけに誰かの手を借りなければ生活を送ることが難しくなると、ほとんどの方が「施設ではなく自宅がいい」といいます。反対に、施設で長く生活されていた方は、一度入院しても退院が決まるとやはり施設に戻りたがります。私の法人では病院のほかに、「ライブリーライフ那珂」という介護老人保健施設（老健）も運営していますが、老健の入居者が体調を悪くして病院に入院すると、「早くライブリーに帰りたい」「病院は嫌だ、ライブリーがいい」という方がたくさんいらっしゃいます。その方には、すでに老健が〝ホーム〟になっているのです。

「一人でトイレに行けるか」問題

自宅か施設かは、ご家族の受け入れ態勢にも大きく左右されます。

たとえば、肺炎や骨折など入院のきっかけとなった病気は治っているものの、元気がなく食欲のない患者さんがいます。特に高齢者の場合は、入院が長くなると体力が一気に落ちて認知機能も落ちます。経験上、入院前は自立した生活を送れていた人でも、2週間ほど入院しているとだんだんぼんやりし始め、1カ月も入院していると認知機能の下がる人がかなり多くなります。そのため、高齢の人ほど病気が治ればできるだけ早く家に帰っていただくようにしています。ただ、残念ながら入院前と同じ状況で帰れる人はあまりいません。体力も認知機能も落ちていて、入院前とは様子がガラッと変わってしまいます。

そうなると、同居しているご家族はまだ病院にいさせてほしいと思うことが多いようです。それでも家に帰ったほうが元気になって食欲も出るだろうと判断すれば、「だめならまた入院していいですから」と伝えてやや強引に家に帰しています。このときの判断は正直なところ勘です。「勘」というと曖昧な感じがしますが、これがだいたいあたるのです。

とはいえ、家に帰らせたほうが良さそうと判断しても、ご家族に「連れて帰れません」と一蹴されれば無理強いはできません（ちなみに、ほとんどの患者さんは、本音では家に帰りたいと思っています）。連れて帰れない理由はさまざまです。ご家族に介護に使える時間がない、入院前とは変わってしまった患者さんの様子をすぐには受け入れられない、もともと患者さんとご家族の関係があまりよくなかったなど。

なかでも、ご家族がいちばん心配される事柄が「一人でトイレに行けるか」問題です。患者さんが一人でトイレに行けない場合、オムツを使うことになります。訪問介護サービスを入れるにしても、介護者が24時間ずっとついているわけではありません。同居するご家族がオムツ交換をしなければならない場面がどうしても出てきます。それは精神的にも大きな負担です。患者さんの配偶者の場合はまだよいのですが、お子さんやお嫁さんが介護される場合は抵抗感がさらに増します。介護される側も恥ずかしいという気持ちが強くなるでしょう。

そのため、多くのご家族は「一人でトイレに行けないのなら、家には連れて帰れません」とおっしゃいます。それはそれで仕方のないことです。私たちも頭を切り替えて、自宅に帰すのではなく施設を探すようにしています。

オムツから卒業できることもある

ただし、いったんオムツ着用になっても、その後のトレーニング次第ではオムツを外してトイレでの排泄に戻れることもあります。

オムツが必要になる理由で多いのは、「過活動膀胱」と「機能性尿失禁」です。過活動膀胱は膀胱容量が低下して膀胱に尿をためられなくなること、機能性尿失禁は認知症や身体機能の低下によってトイレに間に合わなくなることをいいます。どちらも、オムツからトイレでの排泄に移行するために必要なのは排泄パターンの把握です。

排泄パターンの把握には、たとえば1時間おきにオムツを確認して、使用後のオムツから使用前のオムツの重さを引くことで排尿量や排尿時刻を確認し排尿日誌をつける方法があります。あるいは、2～3時間おきにトイレに誘導するなども一つの方法です。その結果、患者さんの排尿パターンが分かったら、それに合わせてトイレに誘導することでオムツ着用から卒業できることがあります。

排泄は、各人の膀胱容量、認知機能、前立腺肥大などの病気の影響など、さまざまな要素が関係しています。オムツから卒業できるまでにかかる期間は人によりけりで、そもそも難しい場合もあります。ただ、私たちの法人でもデイサービスや訪問介護で定期的なトイレ誘導を行い、排泄パターンを確認することでオムツを外すことに成功できた事例はこれまでもいくつかありました。

自宅か施設かで迷ったとき、「一人でトイレに行けない」ことが判断に迷う要因なら、トレーニングによってトイレでの排泄を目指せないか、主治医やケアマネジャーに相談してみるのもよいかと思います。

施設より自宅のほうが社会的コストは高い

これは余談ですが、社会的コストという観点では、在宅医療は自宅で受けるよりも施設で受けたほうがメリットは大きい（コストが下がる）といわれています。なぜなら、在宅医療を自宅で受けると、介護の担い手が配偶者やお子さん（特に女性）になるため、彼女たちが家にしばりつけられ働きに出られなくなってしまうからです。一億総活躍社会などと謳《うた》われ、女性が社会進出しなければ日本の社会は成り立たないといわれるなか、肝心の女性たちが介護のために仕事ができない、あるいは仕事を辞めなければならないとなれば、日本経済にとっては大きなマイナスです。国は医療費抑制を目的に在宅医療を進めていますが、その中心が自宅に限定されると社会的コストはむしろ上がってしまうのです。

このような見方を教えてくれたのは、医師であり、医療経済・政策学がご専門の二木立《にきりゅう》先生です。二木先生によれば、在宅医療を自宅で受けることで医療費・介護費が削減されるという報告はたしかにあるそうです。それが、在宅医療が医療費のコストダウンにつながるという発想の源でした。しかし、そのような報告をした研究者も、家族による介護を費用に含まなかったことが費用抑制効果の一つだったと認めているといいます（『地域包括ケアと医療・ソーシャルワーク』二木立・勁草書房）。つまり、「家族が自宅で介護することで働けなくなったことにより生じる経済的損失を計算に入れないで、自宅での看護・介護が安上がりであるという論法は誤っている」ことを鋭く指摘されたのです。

この問題は国も認識しているようです。厚生労働省の保険局医療課長（当時）を務めていた佐藤敏信氏は、２００８年の時点で次のように述べています。

「在宅と入院を比較した場合、在宅のほうが安いといい続けてきたが、経済学的には正しくない。たとえば女性が仕事を辞めて親の介護をしたり、在宅をバリアフリーにしたりする場合のコストなども含めて、本当の意味での議論をしていく時代になった」

これは全国公私病院連盟の「国民の健康会議」の場での発言です。当初、「在宅医療＝自宅で受ける医療」と考えていた国が、あるときから「施設で受ける医療も在宅医療」と定義を広げた背景にはこのような事情がありました。施設で介護すれば、家族は外で働くことが可能になるからです。

なお、施設の利用に関しては「社会的コストが安い＝悪い」ではありません。私の祖母のケースがそうであったように、施設に入所したほうが家族全体の関係がうまくいくこともあります。読者のみなさんは社会的コストまで考える必要はありませんが、施設の利用にはそういう側面があることも知っておいていただきたいと思います。

第4章　さまざまな介護施設・高齢者施設

在宅医療に深く関わる3つの施設

ここまで在宅医療における施設利用の話をしてきましたが、そもそも施設にはどのようなものがあるかご存じない方もたくさんいらっしゃると思います。介護施設・高齢者施設にはさまざまな種類があります。それぞれの概要を簡単にまとめましたので参考にしてください。

まず、介護保険を使って入居できる施設が3つあります。「特別養護老人ホーム（特養）」「介護老人保健施設（老健）」「介護医療院」の3つです。

①特別養護老人ホーム（特養）

特養は、名前くらいは聞いたことがあるかもしれません。介護保険法では、「要介護者に対し、施設サービス計画に基づいて、入浴、排せつ、食事等の介護その他の日常生活上の世話、機能訓練、健康管理及び療養上の世話を行うことを目的とする施設」と定義されています。簡単にいえば「介護を必要とする人のための生活施設」です。

「生活のための施設」なので医療的ケアはあまり手厚くありません。医師の配置も「入所者に対し健康管理及び療養上の指導を行うために必要な数」というルールなので、ほとんどが非常勤の医師（嘱託医）になります。厚生労働省の調査では、常勤の医師がいる特養は全体の1.1％でした。なおかつ、非常勤の医師の平均的な1週間の勤務時間は「4時間以下」が7割を占めています。[4-1]

つまり、特養ではほとんどの時間帯に医師がいません。看護師もあまり多くありません。看護・介護職員数の配置は入居者3人に対して1人以上と義務づけられていますが、多くは介護職です。夜間は介護職のみで看護職はオンコール体制（自宅など施設以外の場所に待機すること）のところがほとんどです。

医療的ケアは弱いですが、日常生活全般にわたって手厚い介護は受けられます。そのわりに、ほかの施設に比べると安価で利用できるのが特徴です。そのため、施設への入居を考えたときまず選択肢にあがるのが特養です。それだけに人気は高く、2013年度には特養の入居待ちが全国で52万人もいると厚生労働省が報告し話題になりました。

しかし、入居待ちが社会問題となってから数年が経ち、今では少し事情が変わっています。2015年から入居の対象が原則「要介護3以上」に限定されたため、特養の待機者数は減りました。厚生労働省の調査によると、2019年4月時点での待機者数は29・2万人と5[4-2]年前に比べて4割も減っています。ここには、一人で複数の施設に申し込んでいる人、将来のためにとりあえず申し込んでいる人も含まれています。地域差はありますが、要介護3以上という入居の条件を満たせば以前に比べると入りやすくなっているといえます。

②介護老人保健施設（老健）

特養が生活のための施設なのに対し、介護老人保健施設（老健）は自宅に戻るためのリハビリテーションを行う施設としてつくられました。介護保険法では、「要介護者であって、主としてその心身の機能の維持回復を図り、居宅における生活を営むことができるようにするための支援が必要である者に対し、施設サービス計画に基づいて、看護、医学的管理の下における介護及び機能訓練その他必要な医療並びに日常生活上の世話を行うことを目的とする施設」と定義されています。

特養は「終《つい》の棲家《すみか》」といわれます。対する老健は、自宅に戻ることが前提の施設です。病院を退院した後に自宅に戻るための「在宅復帰支援」、自宅で生活している人が徐々に体力が低下してきたときにリハビリを行って機能を回復し、自宅での生活を続けられるようにするための「在宅療養支援」、そのための施設と位置づけられています。したがって、入所できるのは原則3～6カ月程度と短期間です。

ただし、現実には長期の入所を容認している施設も多く、同じ老健でも施設によって方針は異なります。私の法人が運営する老健の場合、リハビリで元気になって家に帰れる方はどんどん帰ってもらっていますが、要介護度が高く、リハビリをすれば良くなるという段階を過ぎている方はそのまま残っているのが現状です。

第１章でも触れましたが、老健は医療機能と福祉機能の「中間施設」ともいわれます。生活施設である特養よりも多くの医療スタッフが在籍しているのが特徴です。老健の管理者は必ず医師です。医師が常勤で１人以上、入居者100人に対して１人以上いることが義務づけられています。看護・介護職員は入居者３人に対して１人以上という基準は特養と同じですが、老健ではそのうち「７分の２程度が看護職であること」という基準が設けられています。夜間も、ほとんどの老健で介護職員だけではなく看護職員も働いています。

そのほか、リハビリテーション職（理学療法士、作業療法士、言語聴覚士）は入居者100人に対して１人以上、薬剤師は入居者300人に対して１人以上程度、栄養士は入所定員100人以上の場合１人以上となっています。

③介護医療院

特養、老健とともに「介護保険3施設」と呼ばれていたのは、これまでは「介護療養型医療施設（介護療養病床）」でした。これは、病院や診療所のベッド（病床）の種類の一つです。病院や診療所のベッドには、精神疾患の患者さんのための「精神病床」、新型コロナウイルス感染症の流行で注目された、感染症患者さんのための「感染症病床」、結核の患者さんのための「結核病床」、これら3つ以外で長期の療養を必要とする患者さんのための「療養病床」、それ以外の「一般病床」の5種類があります（いちばん多いのが一般病床です）。

療養病床には、医療保険が適用される医療療養病床と、介護保険が適用される介護療養病床の2種類があります。第1章で、国は急性期のベッドとともに慢性期の医療を担うベッドも減らそうとしているとご紹介しましたが、そのベッドこそまさに療養病床です。なかでも、介護療養病床はすでに廃止が決まっています。

とはいえ、介護療養病床にはすでにたくさん入院患者がいるわけですから、いきなり患者さんを放り出すわけにもいきません。そこで、介護療養病床に入院している患者さんの受け皿として、そして介護療養病床に代わる新たな施設として2018年4月に設置されたのが「介護医療院」です。

介護保険法では、「要介護者であって、主として長期にわたり療養が必要である者に対し、施設サービス計画に基づいて、療養上の管理、看護、医学的管理の下における介護及び機能訓練その他必要な医療並びに日常生活上の世話を行うことを目的とする施設」と定義されています。

介護保険が適用される施設ですが、多くは病院の療養病床を転換して開設するパターンです。病院内にあることが多いので、医師が常に勤務していて、夜間でも何かあれば病院の当直医が診察してくれます。長期療養や終の棲家としての利用が可能なほか、自宅に帰るためのリハビリテーションも可能で、「医療機能」「介護機能」「生活施設」という3つの要素を兼ね備えているのが特徴です。

介護医療院には「Ⅰ型」と「Ⅱ型」があります。Ⅰ型のほうが人員基準のハードルが高く、医療スタッフもより厚く配置されています。たとえば、医師はⅠ型では入居者48人に1人ですが、Ⅱ型では100人に1人、薬剤師もⅠ型では入居者150人に1人ですが、Ⅱ型では300人に1人です。

つまり、特養よりも老健、老健よりも介護医療院のほうが、医療スタッフが手厚く用意され、医療的なケアが必要な人も受け入れやすいということです。その一方、住まいということを考えると、生活施設である特養のほうが一般的には環境が整っている傾向にあります。

そのほかの高齢者向け施設・住宅

①有料老人ホーム

介護が必要なものの介護保険3施設への入所が難しい場合に選択肢にあがりやすいのが「有料老人ホーム」です。先ほどご紹介した3つの施設とは違い、これは公的な施設ではありません。高齢者を入居させて、①入浴、排泄または食事の介護、②食事の提供、③洗濯、掃除などの家事、④健康管理のいずれかのサービスを行う施設が有料老人ホームです。

有料老人ホームには、「健康型」「住宅型」「介護付き」の3つのタイプがあります。このうち、24時間体制の介護サービスが受けられるのは介護付き有料老人ホームだけです。

3タイプの概要は以下のとおりです。

・健康型有料老人ホーム

食事などのサービスがついた高齢者のための居住施設。「健康型」という名のとおり、介護などが必要になったときは契約を解除して退去しなければなりません。ちなみに、有料老人ホームのうち健康型はごくわずかです。ほとんどは住宅型か介護付きです。

・住宅型有料老人ホーム

生活支援などのサービスがついた高齢者のための居住施設。施設の職員は、食事の提供、掃除、洗濯といった生活のサポート、見守りなどは行いますが身体介護は行いません。その代わり、介護が必要になったときは、訪問介護やデイサービスなど外部の介護サービスを利用することができます。そのまま住み続けることも可能です。

・介護付き有料老人ホーム

都道府県から介護保険の「特定施設入居者生活介護」の指定を受けた有料老人ホーム。特定施設入居者生活介護とは、定められた職員体制を満たして、入居者に対し計画に基づいて入浴や排泄、食事などの介護や機能訓練、療養上の世話などを行うことをいいます。つまり、一定の基準を満たした手厚いケアが受けられるということです。特定施設入居者生活介護の指定を取得した事業所を「特定施設」といいます。

介護付き有料老人ホームは、その名のとおり介護サービスがついた有料老人ホームです。まだ元気なうちから入居でき、介護が必要になっても施設が提供する介護サービスを受けながら住み続けられます。そういう意味では安心ですが、特養をはじめとした公的な施設に比べると入居にかかる費用が高額になるのが難点です。

②高齢者向け住宅（サービス付き高齢者向け住宅［サ高住］）

サービス付き高齢者向け住宅は、２０１１年に改正された「高齢者の居住の安定確保に関する法律（高齢者住まい法）」に基づいてできた高齢者のための住居です。略して「サ高《こう》住《じゅう》」「サ付き」などと呼ばれています（以下、サ高住）。

必須とされるサービスは、定期的に入居者の安否を確認し、緊急のときは病院などに連絡する「安否確認」と、日常生活を送るうえでの相談に乗り、医療や介護サービスを受けるための支援を行う「生活相談」のみです。そのほかのサービスがついているかどうかは、施設によってまちまちです。

一定の基準を満たしたうえで都道府県に登録することになっています。一定の基準とは以下のとおりです。

ケアの専門家（介護職、看護師、ケアマネジャーなど）が日中に常駐していること、前述の2つのサービスを提供していること、バリアフリー構造で専用部分の面積が一人あたり25㎡以上であること（共有の居間や食堂、台所などが広い場合は18㎡以上）、長期入院などを理由に一方的に解約されないなど居住の安定が図られた契約になっていること、敷金・家賃・サービス対価以外の金銭を徴収しないことなど。２０１１年に制度ができて以降、登録件数はぐんぐん伸びています［図4－1］。

サ高住は「介護施設」ではありません。あくまで、高齢者が住みやすいように環境を整えた「住居」です。日中は必ずケアの専門家が常駐しますが、1人以上いればよく、また、義務づけられているのは日中のみです。夜勤や当直のスタッフを置いているサ高住も多い一方、必ずしも夜間にスタッフがいるとは限りません。

介護が必要になったら、外部の在宅サービスと契約を結ぶことになります。この点は、住宅型の有料老人ホームと同じです。

なお、必須とされている見守りと生活相談以外のサービスでは、9割以上のサ高住が食事の提供を行っています。入浴などの介護サービス、掃除、買い物代行といった生活を支えるサービスを行っているサ高住もありますが、これらの支払いは介護保険の適用外になるので

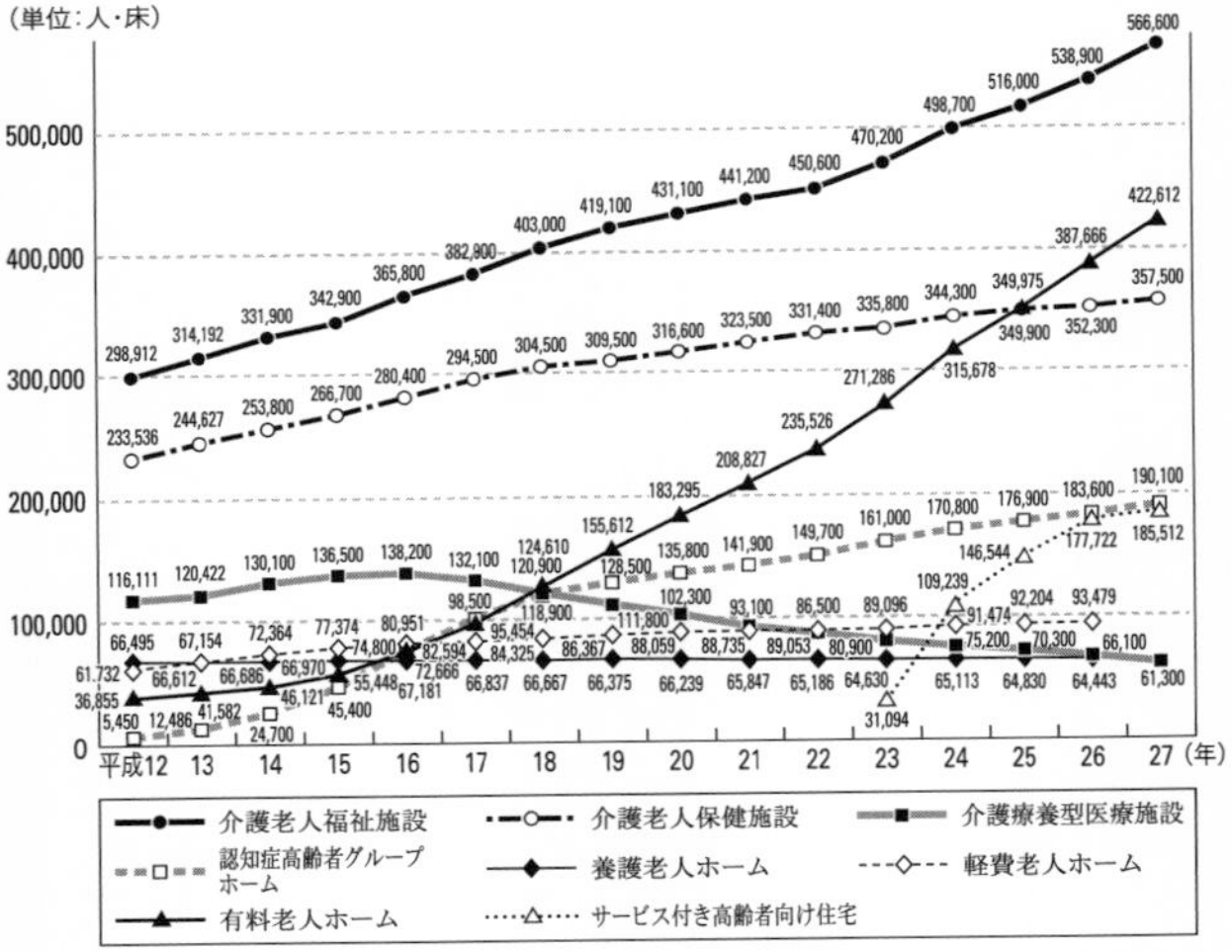

※1：介護保険3施設及び認知症高齢者グループホームは、「介護サービス施設・事業所調査（10／1時点）【H12・H13】」及び「介護給付費実態調査（10月審査分）【H14〜】（定員数ではなく利用者数）」による。

※2：介護老人福祉施設は、介護福祉施設サービスと地域密着型介護老人福祉施設入所者生活介護を合算したもの。

※3：認知症高齢者グループホームは、H12〜H16は痴呆対策型共同生活介護、H17〜は認知症対応型共同生活介護により表示。

※4：養護老人ホーム・軽費老人ホームは、「H25社会福祉施設等調査（10／1時点）」による。ただし、H21〜H23は調査票の回収率から算出した推計値であり、H24・25は基本票の数値。

※5：有料老人ホームは、厚生労働省老健局の調査結果（7／1時点）による。

※6：サービス付き高齢者向け住宅は、「サービス付き高齢者向け住宅情報提供システム（9／30時点）」による。

出典：厚生労働省「医療と介護の連携に関する意見交換　資料」（平成29年3月22日）

図4-1　高齢者向け住まい・施設の定員数

各種高齢者施設の普及の現状。サ高住の急増が目立つ

すべて自費です。

ただし、サ高住のなかには特定施設入居者生活介護の指定を受けているところもあります。この場合は、介護付き有料老人ホームと同じように施設の職員による介護サービスを受けられ介護保険も適用されます。

③地域密着型施設（認知症高齢者グループホーム、小規模多機能ホーム）

そのほか、市町村が指定する事業者がその地域に住む人のために提供する「地域密着型サービス」と呼ばれるものがあります。介護が必要になったり認知症になったりしても、住み慣れた地域で暮らし続けられるように配慮されたものです。

地域密着型サービスを受けられる施設が、認知症の高齢者が少人数で共同生活をする「認知症高齢者グループホーム（認知症対応型共同生活介護）」、通いと訪問と泊まりのサービスを組み合わせて在宅生活を支援する「小規模多機能ホーム（小規模多機能型居宅介護）」などです。

認知症高齢者グループホームは、要支援２以上の認知症の高齢者が家庭的な雰囲気のなかで、入浴や排泄、食事などの介護と日常生活上のサポートや機能訓練を受けながら、１ユニット5～9人の少人数で共同生活を送るための施設です。共同生活といっても、原則、個室です。介護を受けるだけでなく、介護スタッフの手を借りながら、利用者も食事の準備や後片づけ、洗濯、掃除など身の回りのことをできる限り行うことが特徴で、それにより認知症の症状の進行を緩やかにすることを目指しています。

日中は入居者3人に対し1人以上の介護スタッフがつき、夜間は1ユニット1人という職員体制が義務づけられています。24時間体制でサポートを受けられる一方、医師や看護師の常駐は必須ではありません。そのため、医療ニーズが高くなると退去を求められることもあります。

小規模多機能ホームは、一つの事業所が「通い（デイサービス）」と「訪問（訪問介護）」と「泊まり（ショートステイ）」を提供し、「通い」を中心にこれらのサービスを組み合わせること（これを「小規模多機能型居宅介護」といいます）で、要介護度が上がっても利用者が自宅での生活を続けられるようにサポートする施設です。このサービスを利用する場合、ほかの事業者による訪問介護やデイサービス、デイケア、ショートステイは利用できません。

小規模多機能型居宅介護を利用するには事前の登録が必要です。名前に「小規模」とあるように、利用者は1事業所につき登録定員29人まで。1日あたりの「通い」の利用者は概ね

15人まで（一定の要件を満たす場合は18人）、「泊まり」の利用者は概ね９人以下と決められています。

小規模多機能型居宅介護のサービスに訪問看護が加わり、医療面が強化された「看護小規模多機能型居宅介護」というサービスもありますが、数はまだ多くありません。

常勤の医師がいる施設、いない施設

ここまでご紹介した施設のうち、常勤の医師がいるのは「介護老人保健施設（老健）」と「介護医療院」のみです。特養は「入所者に対し健康管理及び療養上の指導を行うために必要な数」でよいとされているので、常勤で医師が働いているのはごく稀《まれ》です。ほとんどは近隣の医療機関の医師が嘱託医として非常勤で対応しています。それ以外の施設では医師の配置義務はありません。つまり、医療も受けられる施設は限られているということです。

ただし、医師のいない施設では、協力医療機関を定めることがルールになっています。サ高住の場合は必須ではありませんが、実際にはほとんどのサ高住で協力医療機関を設けています。

また、医師のいない施設では訪問診療が利用できます。同じように、看護職員の配置義務がない（看護師が必ずいるとは限らない）施設では訪問看護の利用が可能です。住宅型有料老人ホームや一般的なサ高住などは看護職員の配置義務がないので、自宅と同じように訪問看護を使うことができます。

一方、介護付き有料老人ホームや、特定施設入居者生活介護の指定を受けたサ高住は、常勤看護職員1人以上の配置義務があります。訪問看護の利用は、急な症状の悪化などで主治医から訪問看護の指示が出て医療保険を利用して行う場合のみに限られます。そのほか、認知症高齢者グループホームの場合は、施設と訪問看護ステーションが契約を結び連携することで訪問看護を活用できます。小規模多機能ホームの場合は、施設への訪問看護はできませんが、自宅にいるときは訪問看護を受けられます。

なお、老健も介護医療院も要介護度別の定額報酬になります。

要介護度別といっても、同じ要介護度のなかにさまざまな利用者がいます。毎日服用している薬も違えば、日頃必要な医療的なケア・処置も違います。それでも、施設側に支払われる報酬は基本的に同じということです（ただし、介護医療院では特別診療費として別途請求できる項目もあります）。そのため、老健の場合は、高額な薬を使うと施設側の持ち出しになることがあります。そこで、入所の段階で服用する薬を整理し、薬を減らしたり変更したりすることもあります。

施設内で具合が悪くなったら

私の法人の老健、特養、地域密着型施設は、すぐ隣に私のいる病院があるため、施設内に具合の悪くなった方が出たら病院にすぐ移ってもらっています。その時点で施設は退所することになりますが、病院でしっかり治療を行い、なるべく短期間で退院してもらえるように努力しています。その後は、各施設に戻るなり自宅に戻るなりしてもらいます。このような対応は施設によってまちまちで、すべての施設が同じような対応をしているわけではありません。

医師が常駐していない特養は、老健に比べれば施設内で提供できる医療的なケアは限られます。特養の嘱託医はあくまで非常勤なので、普段は自分の診療所で外来を行っていたり、別の病院や診療所に勤務していたりします。その合間に特養の入居者たちを診ているので、どこまで対応してくれるかは担当の医師次第です。熱心に診てくれる医師がいる一方、決まった時間帯以外はまったく診てくれない医師もいます。

私が病院で救急対応をしていると、「具合の悪い人がいるので、これから救急車で連れて行きます」と近隣の特養から連絡が来ることがあります。「あれ？　嘱託医の先生は？」と尋ねると、「電話をしたのですが、今は忙しいから小豆畑病院に連れて行ってくださいと言われました」——なんてことがよくあります。真夜中ならまだしも、平日の日中に、です。

なお、特養には概ね3カ月以内の入院であれば入居者がまた戻れるようにベッドを確保しておかなければならないというルールがあります（特別養護老人ホームの設備及び運営に関する基準22条）。そのため、施設としては入院を好まない傾向があり、入居者の体調が悪くなってもしばらく様子を見てしまいがちです。この環境が原因で入院のタイミングを遅らせてしまうことがないとはいえません。同じように、医師のいない施設で定めている協力医療機関にしても、連携体制の構築についてはケースバイケースです。協力医療機関とは名ばかりで実際はほとんど機能していないところもあります。

ここまで一口に、介護施設と呼ばれる施設にはさまざまな種類があることをご説明してきました。ここでのポイントは、施設の機能と役割、特に医療との結びつき（関わり）はさまざまだということです。その視点で考えていただくと理解しやすいと思います。

３つの施設の選択基準／介護必要度・認知症の有無・費用

で、結局どの施設がいいの？

多くの方が知りたいのはそこでしょう。

残念ながら、正解はありません。利用者の状況や希望によって適切な施設は変わってきます。これに詳しいのは、すでにご紹介した医療ソーシャルワーカーやケアマネジャーです。患者さんやご家族の状況をうかがって、その人に合った施設を紹介してくれると思います。

とはいえ、何の手がかりもないのは不安でしょうから、以下に一般的な選択基準を示しておきます。優先すべきポイントは、介護必要度、認知症の有無、費用の３点です。この３点を優先項目として考えてください。

まず、要介護４、５の方であれば、24時間体制で手厚い介護を受けられる「特養」を勧められるケースが多いのではないかと思います。

認知症の方は、特養に加えて「認知症高齢者グループホーム」も候補になります。介護が必要な方、認知症の方には「介護付き有料老人ホーム」も選択肢の一つですが、費用面がネックになるかもしれません。介護にかかる費用（介護サービス費）と、家賃、食費、水道光熱費、日常生活費などの施設利用料を合計した月額費用が特養に比べて高くなりがちなのです。入居一時金がかかることも多く、その額はまちまちです。

リハビリが必要な方、リハビリをすることで全身の機能の回復が見込めて、再び自宅で暮らせそうな方、あるいはそのように希望される方には「老健」がお勧めです。身の回りのことがある程度自分でできる方は「サ高住」も選択肢にあがります。

なお、同じ種類の施設でも費用には幅があります。地域によっても異なりますし、人員体制やサービス内容によっても差があります。部屋のタイプによっても変わります。相部屋よりも個室のほうが当然高くなりますので、費用を抑えたければ４人部屋で探すのも一つの手でしょう。

また、施設選びの際、ぜひ気にかけてほしいのが「どのような法人が運営している施設なのか」という点です。公的な施設は運営できる法人が限定されていますが、有料老人ホーム、サ高住、グループホーム、小規模多機能ホームは設置主体にしばりがありません。

医療法人が病院や診療所とともに運営しているものもあれば、社会福祉法人が運営しているもの、営利法人である株式会社が運営しているものもあります。近年急増しているサ高住は、不動産会社やハウスメーカーなど、建物をつくるのが得意な企業が運営に乗り出している例がたくさんあります。

運営主体の違いで差が出るのが急変時の対応です。

私の法人の各施設のように医療法人が運営していて近くに病院や診療所がある場合は、入居者の具合が悪くなると、ご家族に連絡する前に病院のスタッフが診断をしてその後の対応を判断するところまで一気にやってくれるところがあります。もし入院が必要であれば、そこで初めてご家族に連絡がいくという態勢です。

一方、そうしたバックアップのない施設では、「熱が40度もあります。すぐに迎えに来て病院に連れて行ってください」「呼吸が止まりそうなのですぐに来てください」など、入居者の具合が悪くなるたびにご家族が呼び出されることがあります。

とはいえ、医療的なバックアップが弱くなりがちなサ高住にしろ、有料老人ホームにしろ、すでに市場での淘汰は起き始めています。施設を利用する側も賢くなっていて、質の悪い施設には入居希望者が集まらなくなっているようです。

出典

4－1　厚生労働省「第143回社会保障審議会介護給付費分科会資料」（平成29年7月19日）27頁

https://www.mhlw.go.jp/file/05-Shingikai-12601000-Seisakutoukatsukan-Sanjikanshitsu_Shakaihoshoutantou/0000171814.pdf

4－2　厚生労働省「特別養護老人ホームの入所申込者の状況」
https://www.mhlw.go.jp/stf/houdou/0000157884_00001.html

第5章　生きる意味を問いかける「重度訪問介護」

重度障害者のための訪問系サービス

在宅医療の対象は主に高齢の患者さんというイメージがあるかと思います。たしかにそのとおりなのですが、訪問系サービスのなかには障害者総合支援法に基づく介護サービスもあります。その一つが「重度訪問介護」です。

重度訪問介護とは、重度の身体障害（肢体不自由）や知的障害、精神障害があり、常に介護を必要とする方のために、「一人でも在宅で生活できるようにすること」を目的につくられた制度です。対象が重度障害者に限定されていることもあり、一般にはあまり知られていません。ただ、重度訪問介護の実態に触れると、在宅医療の「在宅」という部分が患者さんにとっていかに重みを持つものなのかがよく分かります。

重度訪問介護の制度について特筆すべきは、それが当事者の手によって勝ち取られた制度だという点です。わが国は全般的に、「学者が欧米先進国の制度を輸入・紹介し、政府が卸問屋になってさまざまな制度をつくり上げ、国民が比較的おとなしくそれにしたがう」、そんな傾向があるように私には思われます。しかし、重度訪問介護の制度に限っては、そうした日本人特有の気質とは一線を画したかたちで成立しました。障害者本人が粘り強く政府と交渉を続け、ときにはデモ行進を行って自らの主張を強く掲げ、あまり興味を示さない一般の人たちにも制度の意義を示し続けた結果、およそ20年という歳月を経てようやく今のかたちになったのです。そして気づけば、わが国の重度障害者に対する福祉サービスは、今や世界一といっていいほどのレベルに押し上げられていました。

それでも、当の障害者の方々、支援者の方々にとってはまだまだ十分な制度とはいえず、今も理想の制度構築に向けて戦い続けていらっしゃいます。本章は、これまで一般にはあまり知られていなかった重度訪問介護、また当事者たちの声を通じて、在宅医療の「在宅」という部分について別の側面から考えてみたいと思います。

24時間介護の仕組み

重度訪問介護が世に広く知られるきっかけとなったのは、２０１９年7月の参議院議員選挙だったかもしれません。重度の身体障害者である舩後《ふなご》靖彦さんと木村英子《えいこ》さんがれいわ新選組から初当選されたことで、「重度障害者の暮らしと命を支える仕組み」として広く注目されました。

重度訪問介護の対象となるのは、障害支援区分6段階のうちの「4」以上、①二肢以上に麻痺があり、歩行・移乗・排尿・排便のいずれも支援が必要、または、②障害支援区分の認定調査項目のうち行動関連項目等（12項目）の合計点数が10点以上――のいずれかに該当する人です。一人では在宅で生活することが困難か、不可能な方が対象になります。多くは進行性筋ジストロフィーやALS（筋萎縮性側索硬化症）といった神経難病の方、重度の脳血管障害（脳梗塞や脳内出血）で高度な麻痺や障害が残っている方です。

利用者に対しては介護保険による訪問介護と同じように、訪問介護員（介護福祉士やホームヘルパー）が自宅に来て、入浴や排泄、食事、着替えなどの「身体介護」や、調理、洗濯、掃除、生活必需品の買い物などの「生活援助」を行います。さらに、重度訪問介護では外出中の移動支援や移動中の介護も含め生活全般のサポートもしてもらえます。

定められた研修を受けた訪問介護員であれば、人工呼吸器の管理や喀痰《かくたん》吸引、胃瘻栄養の栄養チューブの管理も行えます。そのおかげで、人工呼吸器の装着により経口での食事が不可能な障害者（人工呼吸器を用いている障害者は通常経口摂取ができず、胃瘻栄養になっている人が多い）でも在宅での生活が可能になります。これは、世界でも稀な制度といえます。

重度訪問介護は費用面にも特別な配慮がなされています。介護保険の訪問介護は1日90分未満と上限が決まっているため、サポートは1回1時間前後の短い訪問で手際よく行われます。一方、重度訪問介護は市町村が支給した時間数の範囲内であれば、利用者が必要とするだけ連続してサービスを受けることができます。

現実には、訪問介護員の確保が難しかったり複数の介護員が必要になったりするため質の維持が難しいのですが、いくつかの条件がクリアできれば、介護保険の訪問介護とは異なり24時間介護が可能になります。これにより、ＡＬＳや脊椎損傷といった重い障害を持っている方でも、訪問介護員による24時間体制の「見守り」介護サービスを受けられます。おかげで利用者のなかには、必要なときに必要なサポートを受けながら一人暮らしをしている方もいらっしゃいます。

制度を守り発展させていくために

重度訪問介護は、実際のところどのように利用されているのでしょうか。また、現時点でどのような問題を抱えているのでしょうか。ウェブサイト「全国障害者介護制度情報」には、重度訪問介護を受けながら在宅で生活している神経難病の方への情報がたくさん掲載されています。これを見ると、重度訪問介護の現状や問題点が見えてくるので少し引用してみます。

以下は、全国障害者介護制度情報サイトからの抜粋です。一部、このサイトが作成された頃から変更になっている内容もありますが、それについては専門家に相談のうえ加筆・修正しています（改行箇所などは適宜変更）。

障害福祉の介護制度は、１人１人の身体の状況や同居家族の状況等を加味してサービスの時間数が市町村によって決まる制度です。介護保険とは違い、サービスに一律の上限はありません。ヘルパー等の制度の根拠法律である、障害者自立支援法では、市町村の責任として、障害者が自立した生活ができるようなサービスを決定することが書かれています。

もちろん、これを守っている市町村もありますが、多くの市町村では障害福祉担当課は庁内で後ろ盾の議員も（土木建設部門などと違って）少なく、必要な予算を財務部門を説得して確保する努力がなされていないため、予算不足で法に従ったサービスを実施していません。しかし、重度の障害者自身が市町村の課長などに交渉して「命に関わる大変な状況」を粘り強く長期にわたって毎月説明していくことで、制度が改善していきます。実際、最初は介護保険だけを利用していたＡＬＳなどで、障害福祉の重度訪問介護は０時間でも、粘り強く市町村に交渉していくことで、時間数が伸びていきました。

	7：00〜15：00	15：00〜23：00	23：00〜7：00
月曜日	常勤ヘルパーA ８時間	常勤ヘルパーD ８時間	非常勤ヘルパーX ８時間
火曜日	常勤ヘルパーB ８時間	常勤ヘルパーA ８時間	常勤ヘルパーE ８時間
水曜日	常勤ヘルパーC ８時間	常勤ヘルパーB ８時間	常勤ヘルパーA ８時間
木曜日	常勤ヘルパーD ８時間	常勤ヘルパーC ８時間	常勤ヘルパーB ８時間
金曜日	常勤ヘルパーE ８時間	常勤ヘルパーD ８時間	常勤ヘルパーC ８時間
土曜日	常勤ヘルパーA ８時間	常勤ヘルパーE ８時間	常勤ヘルパーD ８時間
日曜日	常勤ヘルパーC ８時間	常勤ヘルパーB ８時間	常勤ヘルパーE ８時間

8：00〜9：30と17：00〜18：30が介護保険訪問介護。それ以外の時間はすべて障害施策の重度訪問介護

出典：全国障害者介護制度情報

表５-１　ある最重度障害者の１週間のサービス利用形態
毎日21時間の重度訪問介護と３時間の介護保険訪問介護を利用

「市町村と交渉して制度の改善を」

重度訪問介護などヘルパー制度の24時間化ですが、長時間のヘルパー制度が必要な最重度の障害者であっても、市町村には、障害者個々人が自立した生活ができるような支給決定をする責任があります（障害者自立支援法２条１項）。現在、国の障害ヘルパー制度の理念にのっとって、必要なヘルパー時間を個々人ごとに決定している市町村も増えてきた一方、いまだに多くの市町村では、長時間介護を必

要とする重度の障害者に対して、一律のヘルパー制度の上限を設けるなど、制度運営上の違反を行っている実態があります。

自立支援法施行により、ヘルパー制度が義務的経費となったため、1年中、いつの季節からの新規利用開始（施設等からの地域移行によるアパート暮らしなど）でも、国庫負担金がつきます。市町村と交渉し、命にかかわる状態であることを事細かに説明し、必要なヘルパー制度の補正予算を組んでもらうまで交渉を続ける必要があります。交渉はいつでも今からでも行えます。以前から1人暮らししている方も、今から時間数アップに向けて交渉を行うことが可能です。

「不服審査請求のアドバイスも実施」

交渉しても進展が全くみこめなくなった場合や、交渉拒否などをする悪質な市町村の場合には、都道府県への不服審査請求のアドバイスも行っています。不服審査請求には期限がありますが、実際には、再度の支給量増加の申請を市町村に出して時間数変更なしの通知を受けられるので、事実上は、期限なしにいつでも不服審査請求を出せます。[5-1]

これはほんの一部ですが、重度障害者が社会の一員として生きていけるようにするために、重度障害者とその支援者がこの制度を粘り強く整備してきた過程が、ここからもよく分かります。また、いまだに十分なサービスを獲得できていない障害者のために、支援者たちが今なお歩みを共にしている様子がひしひしと伝わってきます。読者のみなさんも、ぜひ一度ごらんになっていただければと思います。

私が重度訪問介護に抱いていた疑問

重度訪問介護の制度について、私はかつて一つの疑問を抱いていました。

「彼らはどうして、そこまでして自宅での暮らしにこだわるのだろうか？」

これが分かりませんでした。たとえば、制度の対象者のなかには、神経難病のために気管切開［参考８］をして人工呼吸器を装着している方がいらっしゃいます。そのような方の介護は、技術的にも体力的にもかなり高度なものが要求されます。人工呼吸器の使用、喀痰吸引の技術、胃瘻栄養のテクニック……誰でもすぐにできるものではありません。体位交換、排泄、入浴などをすべて自宅で行うのも簡単なことではないでしょう。また、神経難病の患者さんのなかには言葉で意思表示ができない方もいらっしゃいます。その場合は眼球の動きを用いて文字盤を利用した特殊な意思表示方法を使うことになるため、担当する介護者は患者さんの眼球の動きを見ながらコミュニケーションを取る技術を習得しておかなければなりません。

そうしたことを毎日行うのです。しかも介護の場が自宅になると、医療施設にはない心配事がたくさん増えます。万一、人工呼吸器が壊れたらどうする？　停電になったらどうする？　災害が起きたらどうする？　それ以前に、既存の住まいに介護に適した改築が必要になる場合もあるでしょう。

患者さんのご家族も心配です。今列記した内容の介護をご家族が担うのは、技術的にも時間的にもまず不可能でしょう。「私はやります」というご家族がいたとしても、早晩、家庭崩壊に陥るのは目に見えています。たとえ、すべての時間に介護サービスが入ったとしても、ご家族の負担はとても大きくなりそうです。そもそも、重度障害者の自宅に訪問して満足のいく介護ができる技術を持った介護者自体、必ずしも十分な数とはいえません。

いろいろ考えていくと、「そこまでして自宅にこだわらなくてもよいのではないか？」という思いが湧き上がってきます。また、重度訪問介護についてまだ詳しく知らなかった頃の私は、これらの問題を介護の現場に生じるある種の「非効率性」と受け止めていたところもありました。介護の効率性や安全性を考慮するなら、いっそ重度障害者専用の施設を建設して介護を受ける側も提供する側もそこに集約したほうがよいのではないか。特に介護者は、その施設で専門性の高い技術を習得しながら介護をしたほうがよいのではないか。そんなことすら考えていたのです。

ところが、こうした考えは日本在宅救急医学会［参考９］の学術集会を通じて知り合ったお二人により、とんでもない誤解であると思い知らされました。重度訪問介護とは、それこそが「在宅で生きることの意味」を私たちに問いかける重要なキーワードだったのです。

ここからは在宅医療の制度や問題点の話から少し離れ、「在宅で生きるとはどういうことなのか」について、お話ししてみたいと思います。

生きるとは普通の生活を営めること

かつて私が抱いていた重度訪問介護に対する疑問が、とんでもない誤解だと教えてくれた一人が竹田主子《きみこ》先生です。

竹田先生はもともと内科医で、２人の男の子のお母さんでもあります。しかし10年ほど前、ＡＬＳを発症し現在は重度訪問介護を受けながら在宅で生活されています。といっても、べッドの上でただ横になっているだけではありません。竹田先生はＡＬＳ発症後に医療紛争の解決や医療・看護の教育を担う会社を設立され、現在進行形で私たち医療者が目を見張る大活躍をされています。[5-2]

ＡＬＳは体がしだいに動かなくなっていき、最終的には呼吸をする力も失われる神経難病です。２０１７年の統計によると、日本には約１万人の患者さんがいます。竹田先生は２０１２年に発症され、今は体がほとんど動かず呼吸の力も落ちてきたため気管切開を受けて人工呼吸器を装着されています。栄養の摂取は胃瘻から。気管切開をされているので、お話はできません。日常のコミュニケーションは、前述の文字盤による方法と眼球の動きで入力できるパソコンを介した方法です。

２０１９年、私が理事を務める日本在宅救急医学会の学術集会で招待講演をお願いし、在宅で生活している神経難病患者の救急問題についてご講演いただきました。演題は「神経難病重度障害者の在宅医療と救急問題――医師として患者としての立場から」。患者としての気持ちを赤裸々にされながらも、それを医師として冷静に解析するという素晴らしい内容でした[参考10]。

竹田先生は、「このような体になって何度も死のうと思った」といいます。それでも、生きる希望が持てた理由は何だったのか……。大きな契機になったのは、障害者総合支援法による重度訪問介護の申請をし、24時間訪問介護が受けられるようになって、在宅での生活を獲得できたことだったそうです。私が疑問を抱いていた「自宅での暮らし」が、竹田先生にとってはまさに生きる希望になったのです。

講演後、どうして重度障害者にとって自宅で過ごすことが大切なのか、改めて教えていただきたいと思い直接メールを出しました。以下は竹田先生からのお返事の一部です。先生の了解を得てほぼそのまま掲載いたします。

私が病院の入院生活で嫌だったこと

1　すべて病院の都合に合わせなければいけない
2　月単位での自分の持ち物が置けない
3　事なかれ主義で行動が画一的に制限される。「そんなこと、病院でできるわけがないでしょう」という雰囲気がいっぱい
4　プライバシーがない
5　病院スタッフや他の患者さんに気を遣わないといけない

6　病院には文字盤を読める人がいないので、医師や看護師さんと意思疎通が取れない。そのため、吸引一つ、体位交換一つの処置も十分にはお願いできない。でも、自分のヘルパーさんを病院に入れることは、その手続きが「前例がない」と言われて難しい

7　病院の医師・看護師・看護助手さんは、在宅の同職に比較して皆さん忙しい。その為、細かな相談ができない

8　担当の医師・看護師を選べない。在宅であれば、この在宅医や看護師は自分に合わないと思えば変えることができる

だから反対に、私にとって、在宅医療・介護を受けて自宅で生活することの良いことは、誰にも気兼ねせず、誰にも邪魔されずに、好きな時間に好きなことを何でもできることです。

たとえば、仲の良いお友達とSNSを介して夜遅くまでお話しして、音が良いスピーカーと病院のものより大きいテレビで好きな音楽を聴いて、映画を観て、必要なものや娯楽品もネットで購入して、ヘルパーさんと冗談を言って笑いあって、メイクをしてオシャレをしてお出かけして、たくさんお仕事もして、子供と喧嘩したりして一緒に過ご

せることとです。これはたとえではなくて、本当に今の私は全部できているのですよ。これって「普通の生活」ができるということなのです。

つまり病院で生きることは「生活」ではないのです。もし、病院で生きるしか方法がなく、「普通の生活」を失っていたら、私は生きる意味をも失って、生きていくことを諦めたかもしれません。私たちにとっては24時間重度訪問介護を受け自宅での生活を獲得することで、初めて人間としての「生活」を取り戻せるのです。人は体が動かないから死にたくなるわけではないのです。その先に、「普通の生活を営む望み」がないから死にたくなるのです。だから、自宅で生活できるとわかることが、生きる希望に必須なのです。

重度訪問介護の制度は、私たちにとって本当に大切なのです。でも、残念ながら地域によってサービスの充実度には大きな差があります。ヘルパーさんがまったく足りない実情は日本どこでも同じです。私は自分でヘルパーさんを教育して育てて、なんとかまかなっていますが、それでもヘルパーさんの都合がつかなくてどうしようかってヒヤヒヤしたことが何十回もあります。早く、十分な重度訪問介護が日本全体に広がって、当たり前の制度になってくれることを心から願っています。

病院から在宅に移行するために必要な制度や生活支援に関しては、日本ALS協会のHP（http://alsjapan.org/）の、上部のそれぞれのタイトルをクリックすると出て来ます。是非、参考にしてください。

私は驚きました。「自宅で生活できる」がそのまま「生きる」に直結していたのです。私たちはよく、「人は何のために生きるのか？」と問いかけます。これまでたくさんの哲学者が古代ギリシアの時代からそんな問いを立て、それぞれに答えを出してきました。ですから、私にとって「生きるとは？」という問いは、ものすごく高尚で難しいものなのだろうという固定観念がありました。正直にいえば、そんな面倒なことは考えずに生きてきました。それでも生活に支障はなかったのです。

ところが、病気になった竹田先生は「生きる意味」をしっかりつかまえていないと、生きていくことができなくなりました。そして、たどり着いた答えが「普通の生活を営むこと」。それさえあれば人は生きていけると、竹田先生は確信するに至ったのです。逆にいえば、今も普通の生活が営めている私たちは、すでに十分生きる意味を有していることになります。そんな気づきを得たとき、私は頭をガツンと打たれるくらい強い衝撃を受けました。

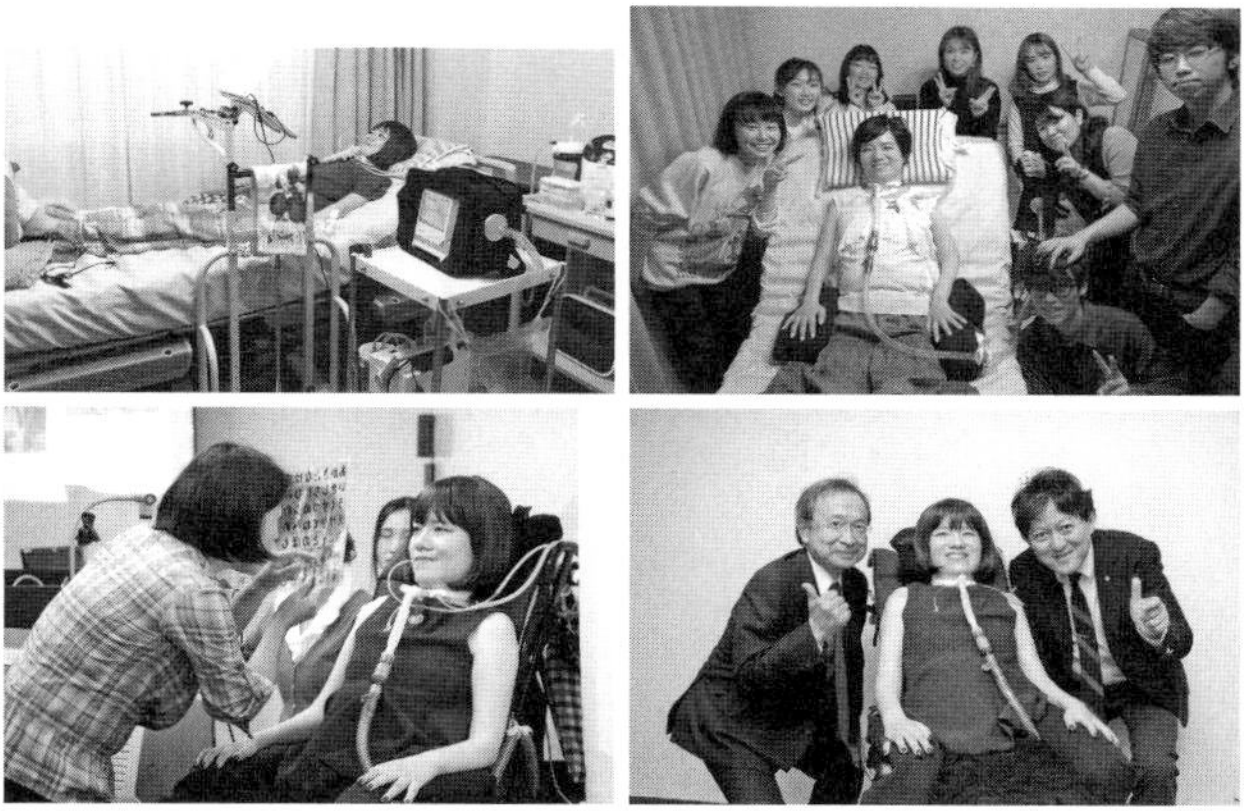

写真 5–2
（左上）竹田先生の普段の生活。目の前の PC は視線入力ができる特別な仕様。メール、インターネット、SNS もこれでできる。黒い箱は人工呼吸器、その後ろに喀痰吸引器が置かれている。介護士（ヘルパー）がこれらの機器を操作する
（右上）竹田先生のご自宅でのクリスマスパーティー。看護学生や大学生たちはみな竹田先生の大ファン（2019 年）
（左下）2019 年 9 月に開催された「第 3 回　日本在宅救急医学会　学術集会」での様子。講演を終えた後文字盤を使って質問に答える竹田先生
（右下）講演終了後、学術集会会長の吉田雅博先生（写真の左）と筆者（写真の右）で記念写真を撮影。2 人は竹田先生の講演の司会を務めた

生きるとは、普通の生活を営めること。

いつもこの考えを信じていられれば、私たちはどれほど美しい人生を生きていけるでしょうか。「在宅」にはそれだけの力があるということです［写真5－2］。

家族の負担が軽くなれば、自分も生きていける

在宅で生きる意味を私に教えてくれたもう一人は川口有美子さんです。

川口さんは、日本で重度訪問介護などの介護サービスが始まる以前の1995年、ALSを発症されたお母さんを、在宅で最後まで介護した経験をお持ちの方です。その経験をもとに執筆された著書『逝かない身体―ALS的日常を生きる』（医学書院）で、第41回大宅壮一ノンフィクション賞を受賞されています。また、2004年にはALSをはじめとした神経難病の方たちを支えるNPO法人を設立されています［参考11］。私は竹田先生からのご紹介で川口さんと知り合うことができました。

以下は、川口さんも当事者の一人であった、重度障害者とその支援者たちが重度訪問介護の制度を勝ち取るまでの歴史です。その闘いにどのような意味があったのか、川口さんのお話をもとに私なりにまとめてみました。ここからも、在宅で生きることの大切さが垣間見え

てきます。

本章の冒頭でも触れましたが、重度訪問介護の制度は昭和から平成に至る長年の障害者運動により当事者自らが勝ち取ったものです。

この制度はまず２００３年に、全国で利用できる「支援費制度」としてスタートしました。その後、２００６年に重度訪問介護の前身にあたる「日常生活支援」というサービスを含む「障害者自立支援法」として法制化されました。しかし、当時はまだ介護職による喀痰吸引などの医療行為が一切認められていなかったため、神経難病患者にはあまり利用価値のない制度でした。それが価値を持つようになるのは２０１１年のこと。「介護サービスの基盤強化のための介護保険法等の一部を改正する法律」により、一定の研修を受けた介護職であれば吸引や胃瘻なども行えるようになり、ようやく現在につながる条件が整ったのです。

ただし、今でもまだ、全国一律に同じ介護サービスが使えるまでには至っていません。多くの市町村では重度訪問介護の支給決定をしておらず、喀痰吸引などの研修も行っていないため一般の介護職は吸引などを実施できない状態が続いています。神経難病に対応できる事業所も介護職も育っていないのが現状です。また、対象者が重度障害者限定のため国民の関心が低く、その重要性が広く認知されていないこともこの活動を困難にしているようです。

神経難病に代表される、意思伝達が難しくなる障害者の生命は、介護サービスの発展により救われるといっても過言ではありません。ＡＬＳが進行して人工呼吸器が必要になる障害者のうち、実際に人工呼吸器を装着して生きる道を選択する人は日本ではおよそ3割です。正確な数字は分かりませんが、少なくとも川口さんのお母さんの時代はもっと少なかったはずです。日本のような難病医療政策や介護制度が行われていない海外に目を転じれば、現在でも人工呼吸器の装着率はずっと低いままです。つまり、技術としてはすでに生きる術が確立されているのに、制度や社会がそれを支え切れていないということです。

川口さんとのお話のなかで、私の心に重く残り続けたのは次の言葉でした。

患者さんが生きることを考えられない原因の一つは、「自分が生きていくためには、家族の誰かが犠牲になって自分を介護しつづけなければならないと感じてしまうこと」です。「自分が生きていくために、愛する家族に、人生を犠牲にすることを強いてしまう。そんなことを私はしたくない。それなら、私は自分の死を選択します」。みなさん、そう考えてしまうのです。これは本当に悲しいことです。こんな悲しい選択をさせてはいけない。私はそう思って、障害者運動を20年間続けてきました。

重度訪問介護を受け、介護の負担を家族に負わせなくて済むと考えられるようになって初めて、障害者は呼吸器をつけて生きていこうと考えられるようになります。

先にご紹介した講演のなかで、竹田先生はこんなことを述べられました。

「重度訪問介護を受けられることが決まって最初に思ったことは、『あ、私、生きていいんだ』ということでした」

それは、川口さんたちが闘って勝ち取ってきた重度訪問介護の制度が、竹田先生を救った瞬間でもありました。もちろん、この制度だけが竹田先生の「生きる」を可能にした要因ではないと思います。しかし、この制度が日本になければ、現在のような重度障害者の生活が成り立たなかったことはたしかです。そして今度は、この制度により生きることを選択できた竹田先生が、同じ苦しみを持つ人たちの希望の星となるのです。

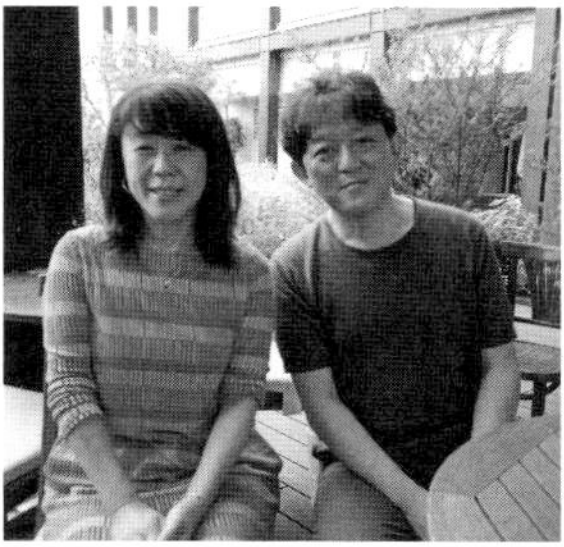

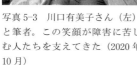

写真 5-3　川口有美子さん（左）と筆者。この笑顔が障害に苦しむ人たちを支えてきた（2020 年 10 月）

川口さんは、現在の重度訪問介護の制度や障害者を取り巻く環境にまったく満足していません。実は今も、多くの神経難病の方が生きる選択をせずに亡くなっています。「この事実がなくなるまでは、しょうがないから頑張るわよ」。笑ってそうおっしゃるお顔が、どこまでも優しく印象的でした［写真5－3］。

出典

5－1　「全国障害者介護制度情報」（全国障害者介護保障協議会）ウェブサイトより抜粋。一部、筆者により加筆・修正

http://www.kaigoseido.net/i/als-chiikiseikatsu.htm

5－2　東京メディカルラボ

https://www.tokyomedicallabo.com/

第6章　在宅医療の落とし穴は「急変時の対応」

在宅医療は在宅だけでは完結しない

救急医の私が、在宅医療に関わるようになってとても驚いたことがあります。

それは、「在宅医療は家の中だけで完結するもの」と思い込んでいる方がとても多いことです。患者さんやご家族だけでなく、在宅医や訪問看護師のなかにもそういう方が見受けられます。

現実は、違います。

前述のように在宅医療の中心は慢性期医療です。脳梗塞を起こして体を動かせない方も、認知症の方も、高齢となり活動性の低下した方も、医療のステージでいえば慢性期の「生活を支える医療」が必要な方たちです。ただし、在宅医療を受けている患者さんは、ずっと慢性期のなかにいるわけではありません。慢性期のままゆっくりと亡くなっていくのではなく、その過程で急に高熱が出たり、お腹が痛くなったり、ご飯が食べられなくなったり、意識を失ったり……症状はさまざまですが必ず急性期の状態に陥ります。

慢性期から急性期の状態になり、治療をして回復したらまた慢性期に戻り、でもまた急性期に陥って治療をして慢性期に戻り……それを繰り返しながらだんだん弱って亡くなっていきます。ほぼすべての患者さんに急性期医療の介入が必要になるときがあるのです。

つまり、在宅医療とは自宅や施設でじっとしている医療ではなく、自宅や施設と病院との間を行ったり来たりしている医療だということです。自宅や施設にいる患者さんの容体が急変すれば、病院へ搬送しなければならない場面が必ず訪れます。

では、患者さんの具合が急に悪くなって急性期の医療が必要になったとき、ご家族は、在宅医は、どのように対応すればよいのでしょうか。

実はここが、在宅医療を行っていくうえで最も手薄になりやすいポイントです。「仕組み」としては整えられているのですが、現実には「中身」が伴っていないところが多々あります。

急変時の往診は期待薄

在宅医療をテーマにしたドキュメンタリー番組を見ていると、患者さんの具合が急に悪くなり、ご家族から連絡を受けた在宅医が急いで患者さんのもとへ駆けつけるシーンがよく出てきます。そのイメージが刷り込まれているせいか、「患者の具合が悪くなったら、すぐに先生が駆けつけてくれる」と期待している方がたくさんいらっしゃいます。もちろんそういう場合もありますが、現実は必ずしもその限りではありません。

患者さんの容体が急変したとき、その「初動」には主に2つのパターンがあります。

一つは、がんの末期で在宅療養をしている、そのほかの疾患だが終末期に近いなど、在宅での看取りに対するコンセンサス（統一された方針）がすでにご家族と在宅医療スタッフとの間で取れているときの初動です。この場合は、ご家族から連絡をいただくと可能な限り担当の在宅医が駆けつけます。

一方、熱が出た、咳が止まらない、食事がとれないといった「日常的な急変」での初動。この場合は、ご家族から連絡をいただいたとき、まず駆けつけるのはたいてい担当の訪問看護師です。訪問看護師が患者さんの様子を見てどうするかを判断します。すぐに病院へ連れて行ったほうがよいか、担当の在宅医に来てもらうか――。

訪問看護師を抱える訪問看護事業所には、その診療報酬項目に「24時間対応体制加算」というものがあります。これは24時間365日、必要に応じて緊急訪問を行える体制を整えているものをいいます。訪問看護事業所の8割以上がこの届出を行っています。つまり、8割以上の訪問看護事業所は、24時間365日、患者さんに何かあれば至急対応できる体制を整えているということです。

さて、患者さんの様子を見た訪問看護師が、その場で担当の在宅医に来てもらったほうがよいと判断したとします。このとき、在宅医がすぐに駆けつけてくれるかといえば、それはケースバイケースです。連絡はしたものの、「では、救急車を呼んで病院で診てもらってください」と指示だけ出して終わりということもたくさんあります。面倒だから来てくれないのではなく、緊急対応できる体制ができていない、ほかにも手が離せない用事があってすぐには来られない、など診療上の理由があるのです。

患者さんの具合が悪くなったらすぐに先生が駆けつけてくれるというパターンは全体の一部。むしろ、医師は呼んでもすぐには来てくれないと思っているくらいでちょうどよいのではないかと思います。

体調が悪化するまで「粘る」在宅医も

患者さんの具合が悪くなったとき、自分では診ないで救急車を呼ぶように指示をする——そんな医師がいるというと、「なんて薄情な……」と憤《いきどお》る方がいらっしゃるかもしれません。しかし、休日・夜間であっても24時間対応できる在宅医は今のところ少数です。このような対応になってしまうのが、残念ながら現状なのです。

在宅医療における急変時の対応にはいくつか問題点があると私は考えています。

その一つが「患者さんを病院に連れて来るのが遅すぎる」という問題です。容体が急に悪化した患者さんは、自宅や施設で診るより医療設備の整った病院で診たほうが遥《はる》かに診断の精度が上がります。たとえば、在宅で肺炎を発症した患者さんの場合、病院に連れて来てもらえればすぐに詳しい検査が行えます。血液検査を行い、胸部の画像を撮って、どういう菌が原因で肺炎が引き起こされているのかを調べれば、それに合う薬が投与できます。

食事が急にできなくなったという場合も同じです。その際は、老衰で食べられなくなっているのか、何らかの病気が原因で食事をとれないのか、そこを見きわめる必要がありますが、病院にすぐ連れて来てもらえれば詳細な検査を行って的確な診断ができます。それが、その後の経過を良くする近道なのです。

診断や治療の精度という点では、自宅や施設より病院のほうが高いという点に、誰も異論はないでしょう。体調が悪化する前になるべく早く病院で診断・治療をして、体力や認知機能が落ちる前に早めに退院してもらえれば、また元気な状態に戻れる確率も上がります。

ところが実際には、容体がかなり悪化してから救急車で運び込まれたり、在宅でぎりぎりまで粘って様子を見たあげく、夜間や休日に慌てて「急いで入院させてほしい」と訪問看護師などから連絡が来ることが多いのです。

在宅で引っ張りすぎる複雑な事情

容体が悪化した患者さんを、病院へすぐに連れて来てもらえない理由はいくつかあります。

一つは、肺炎程度の治療であれば、病院で治療しても在宅で治療しても変わらないと考えている在宅医が多いということです。在宅で治療しても治るのだから、住み慣れた環境で治療してあげたほうがよい、と熱心な在宅医ほど考える傾向にあります。在宅医が頑張った結果、病院へ行くのが遅くなってしまう現象です。

たしかにそれは一理あるのですが、在宅医がそのように考えてしまう背景には、そもそも「病院に連絡すると嫌な思いをするから」「入院に至るまで、いろいろと煩雑な手続きがあるから」という心理的な障壁もあります。その思いが在宅での治療を正当化させているという複雑な事情も見逃せません。

病院に連絡すると嫌な思いをするというのは、簡単にいえば病院の医師から嫌味をいわれたり、高圧的な態度で対応されたりすることが多いということです。

在宅医療の患者さんは、病院側がいつも快く受け入れてくれるとは限りません。特に高齢の患者さんは受け入れに消極的な病院が増えます。複数の病気を持っている、体力が落ちやすい、認知症があるなどの理由から、手がかかるうえに入院期間が長くなりやすいためです。とはいえ、あからさまに拒否するわけにもいきません。そのため、本音では受け入れたくないという思いが、ついつい冷たい対応や嫌味な言葉となって表に出てしまうのです。

「どうしてこんなに悪くなるまで放っておいたのですか?」

病院側の医師からこんなふうにいわれると、あまり気分の良いものではありません。もちろん、在宅医は患者さんの具合を悪くしようと思って時間を経過させたわけではないので、そのような言葉を投げつけられると、やはり面白くはないでしょう。しかも、在宅側の医師と病院側の医師とのそのようなやり取りは、一度ならず二度三度と続きます。しだいに在宅医は、病院に連絡すること自体が嫌になります。そして、できれば病院のお世話にならずに治ってくれないかなと、目の前の患者さんを診ながら考えるようになります。そんな心理的な作用が、患者さんを病院へすぐに連れて来てもらえない背景にあります。

私も似たような経験をしているので、在宅医の葛藤や心理的負担は手に取るように分かります。

私の病院はベッド数90床の小規模な病院です。急遽、開腹手術が必要な患者さんがいた場合、その日のシフトによってはマンパワー的に自分たちでは手術できないことがあります。

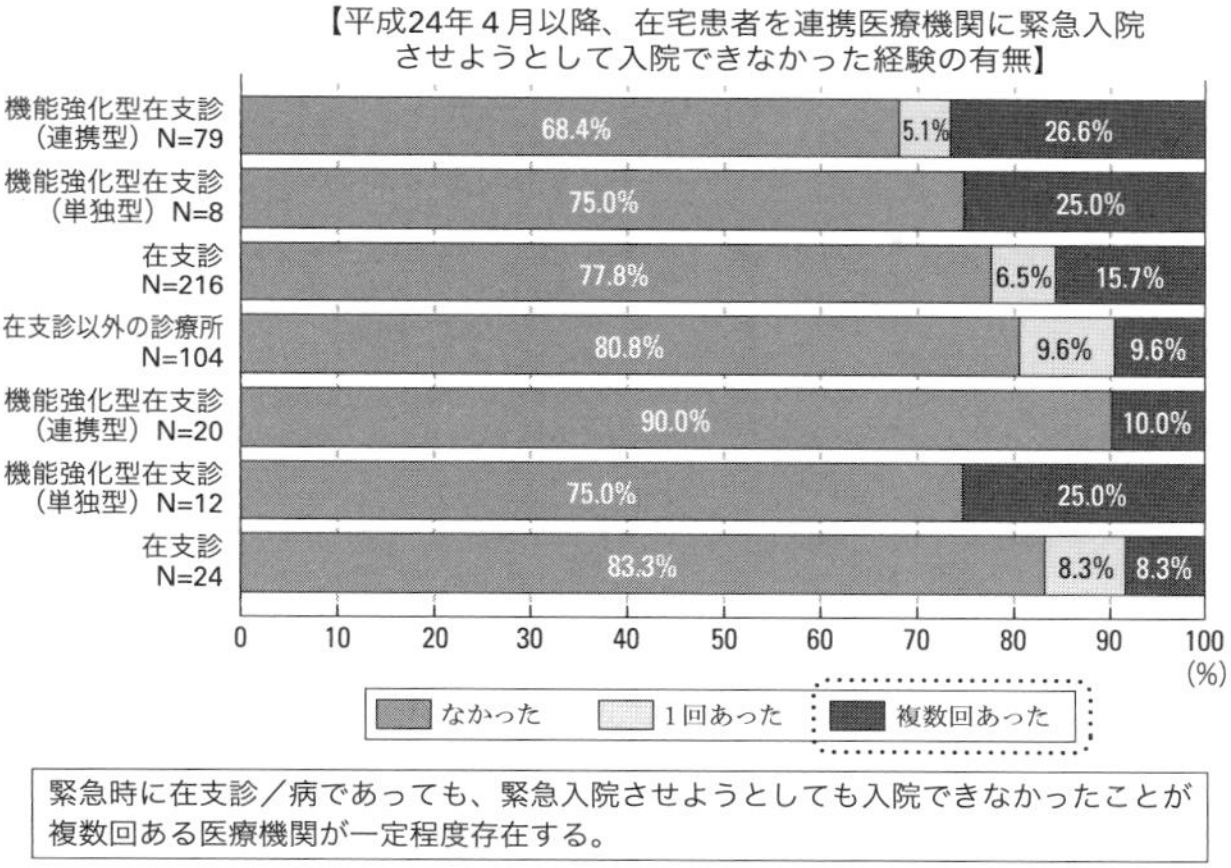

出典：厚生労働省ホームページ「緊急時の入院（2014）」

図６-１　緊急時の入院
在宅医に対して行われたアンケート調査より。在宅医療を受けている患者さんが急変して緊急入院が必要になったとき、受け入れ先がなかった経験のある在宅医が20〜30％いた

技術的には十分対応できるのですが、病院の体制上どうしてもできない日があるのです。そんなときは、近隣の大きな病院に手術を依頼することになります。私が、患者さんを受け入れてもらえないかとお願いすると、電話に出た若い医師から「おたくはそんな手術もできないんですか」と少々馬鹿にした口調でいわれることがあります。一瞬ムッとしますが、そこは患者さんのためと頭を下げてなんとかお願いします。

　このようなやり取りが続く限り、両者の間に協力的な関係は築けま

せん。在宅側の医師と病院側の医師も同じです。そうしたやり取りが巡り巡って、在宅の患者さんを「引っ張りすぎる」要因になっているのです。

在宅で引っ張りすぎる理由にはもう一つ、地域によっては、そもそも受け入れてくれる病院がないという問題もあります。在宅医が「入院が必要」と判断しても、近隣の病院にすべて断られ、なかなか入院させられないということです。少し古いデータですが、2014年の厚生労働省の調査では、「緊急で入院させようとしてもできなかったことがある」と回答した在宅医が3割ほどいました。また、そうした経験が「複数回ある」と答えた在宅医も2割ほどいました〔図6－1〕。

「延命」と「救命」を混同するご家族

在宅で引っ張りすぎる原因には、医師同士の問題だけでなく、ご家族の意向で病院への搬送に難色が示されるという問題もあります。その多くは、「延命治療」と「救命治療」を混同しているのが原因です。

「望まない延命治療」「延命治療は不要」といった言葉が、もう何年も前からテレビや雑誌の見出しに躍っています。その影響もあるのでしょうが、在宅の患者さんの容体が急変し、急性期対応のため病院への搬送を勧めると、ご家族から「病院に連れて行くと延命治療をされるから嫌です」と拒否されることがあります。実際は「延命治療」ではなく「救命治療」なのですが、最近は延命治療に属さないものを延命治療と勘違いされて拒否されるケースが増えています。

つい先日のことですが、在宅医療を受けている93歳の患者さんに腸閉塞《ちょうへいそく》の手術を行いました。こういう話をすると、「え？　93歳なのに手術をするの？」と驚かれる方がいらっしゃいます。90歳代の患者さんに手術の提案をすると、ご家族から「そこまでして長生きさせなくてもいいだろう」という雰囲気が感じられることがよくあります。患者さん本人からも「私は、延命治療は望みません」といわれることもあります。「90を過ぎているのに手術を受けたの？」「延命したってしょうがないじゃない、恥ずかしいよ」などと周りからいわれることもあるようです。

はっきりと断言しますが、この考えはまったくの誤りです。手術の内容にもよりますが、たとえば腸閉塞の場合であれば90歳代の患者さんでも手術をすれば十分治る余地があります。逆に、手術を行わなければ、腸内の流れが阻害されて激しい腹痛や嘔吐といった辛い症状が引き起こされます。つまり、手術をしないと早晩苦しい日々を送るようになって亡くなることが多いのです。このように治せる可能性のある手術を行うことを、決して延命治療とはいいません。それは、患者さんが何歳であろうとも、です。

この患者さんは手術により辛い症状から解放され、元気になってまた自宅に戻っていかれました。腸閉塞のように手術を行えば治るときや手術を行わなければ痛みが取れないときは、たとえ90歳代だろうと手術に耐えられる体力があるのなら手術を勧めるべきだと私は思います。

末期がんの患者さんでも手術を行うことがあります。

ある患者さんは、茨城県内の大きな病院で大腸がんと診断されました。すでに全身に転移が見られ、根治的手術は不可能な状態でした。担当の医師に、「余命は1～3カ月です」と告げられたそうです。病院でできる治療はこれ以上ないとの判断から、地域の在宅医を紹介されたといいます。担当の医師は、モルヒネなどを使って痛みをやわらげながら最後は自宅で静かに看取られるのがよいだろうと考えたようです。

ところが、自宅に戻っても平穏な日々はやってきませんでした。大きくなったがんが腸を塞ぎ、お腹がパンパンに腫れ上がってしまったのです。食事を口からとれないどころか、逆流した便が口から吐き出されるような状態に陥りました。見るに見かねた在宅医が連絡を入れたのが私の病院でした。

さっそく患者さんと話し合い、私たちはすぐに人工肛門をつくる提案をしました。また、手術中の所見で可能と判断したら、がんそのものも切除してしまおうという方針を立て、実際に人工肛門をつくり、がんの局所的な切除まで完遂しました。

手術の翌日、患者さんの様子を見に行くとベッドの上に体を起こしてなにくわぬ顔でジュースを飲んでいました。１週間ぶりの飲食だったそうです。「もう少ししたらご飯も食べられるようになりますよ」と伝えると、涙を流しながら何度も何度もうなずかれました。

この患者さんは、しばらくして退院すると、また自宅での生活に戻られ、それから1年8カ月生きられました。最後の1カ月は入院されましたが、退院されてからは自宅での生活を楽しみながら自分で車を運転して外来に通い、抗がん剤治療を続けていました。もし、あのまま手術をしないでモルヒネだけを打ち続ける日々だったら、最後は苦しみのなか2週間ほどで亡くなられていたのではないかと思います。

一般に「余命○カ月」と宣告されると、患者さんは、残りの日々は好きなことをして穏やかに過ごそうと思われます。しかし、残りの日々が穏やかに過ごせる保証はありません。病状によっては、今ご紹介した患者さんのようにのたうち回るような苦しみを味わいながら、しまいには早く死なせてほしいと願うような精神状態に追い詰められることすらあります。そこから解放してあげる治療が、延命治療と否定されてよいのでしょうか。たとえ命の期限が区切られた患者さんであっても、それは、ただ延命のための治療ではなく、残された日々を元気に過ごすための治療なのです。

がんの末期で、どのような治療を行っても近いうちに亡くなることが分かっているような段階に至り、それでもなお1週間なり2週間なり命を延ばそうとするのは延命治療と呼んでいいと思います。しかし、その治療がいわゆる延命治療なのかどうかは、単純に年齢や病名、余命だけでは判断できません。患者さん一人ひとりの状況を考え、そのつど話し合い、判断しなければならないことなのです。これは、患者さんのご家族だけではなく、医師にも、きちんと考えていただきたいことだと思っています。

フローチャートにできない難しさ

私は今、一般社団法人日本在宅救急医学会という組織で、在宅医療における急変時の対応について考える研究活動をしています。それもあり、一般の方から「在宅医療を受けているとき、急に熱が出たらどうすればいいですか?」「食事ができなくなったらどうすればいいですか？」など、さまざまな質問をいただく機会が増えています。ただ、「こんなときは、こうすればいい」という分かりやすくシンプルなお答えができないケースも多く、とても申し訳なく思っています。シンプルにお答えできない理由は、医療とはフローチャートにするのが難しい世界だから、とご説明しています。

医学と医療。

なんとなく似ていますが、その意味するところはまったく違います。

医学とは、目の前の事象を科学的に解析する学問です。それゆえ、「がんの大きさが何センチ以内で、こういう状態であれば、こういうアプローチでの手術が有効」と、分かりやすいフローチャートをつくることができます。それが医学です。

一方、医療のほうはそのようなフローチャートがつくれません。目の前にいる患者さんは世界に一人だけの存在です。その方の考え、希望、ご家族の状況といった病気以外の要素もたくさんあります。一人ひとりが千差万別なのです。それらを踏まえ総合的に、「この患者さんにはどのようなアプローチがベターなのか」を日々考え知恵を絞る。それが医療というものです。

先ほど、末期がんの患者さんの救命治療についてご紹介しましたが、私が人工肛門をつくりがんの切除までやろうと決意したきっかけは、患者さんが診察中にぼそっとおっしゃった一言でした。「元気になったら、ケンカ別れしている兄貴のギターをまた弾きたい」――。

その患者さんは一人暮らしでした。ご家族とは長い間疎遠になっていたようです。ただ、ギター職人のお兄さんがつくられたギターをずっと大切にされていて、元気になったら、また若い頃のようにそのギターを弾いてみたいと思われたようでした。

手術によって延びるかもしれない1年か2年の寿命が、その患者さんにとってどのような意味を持つか、それはご本人以外には分かりません。ただ、生きることに希望を見出された患者さんの言葉やしぐさが、医師の治療方針に大きな意味を与える瞬間は多々あります。患者さんからギターの話を聞かなければ手術はしなかった――とは思いませんが、容体が急変したとき医師がどのような対応を取るかは、やはりフローチャートのようにはいかず、その場その場でいつも迷いながら判断するしかないのです。

在宅医療を受けている認知症の患者さんが、風邪をこじらせて肺炎になった場合。これも判断に迷うことがよくあります。すぐに入院させるか、在宅で診るか、難しい選択を迫られる場面です。

一般に、認知症の患者さんは環境の変化が苦手です。入院により生活環境が変わると、強い不安から認知症の症状が悪化することがあります。ですから、できるだけ生活環境を変えないほうがいいのはたしかです。また、入院をして不安が強くなれば、暴れたり、大きな声をあげたりすることも多くなり病院側も大変です。ほかの患者さんのことも考えれば、本音では「早く退院してほしい」と思うこともあります。

ただ、そうしたマイナス面を差し引いても、「今は入院させて治療したほうがいい」というときがあります。そのようなときは、医師も看護師も腹をくくります。私の病院の病棟看護師たちは、ナースステーションで仕事があるときは認知症の患者さんを車いすに乗せてナースステーションに連れて来て、そばで様子を見ながら仕事をしています。暴れたりそわそわしたりしてベッドから落ちそうな患者さんは、ベッドを畳に変えて布団の上で寝てもらったこともありました。認知症でも末期がんでも、患者さんにとって今はこれが必要なのだと思えば、それを実現するためにあらゆる手段を講じ、ベストな判断を下していくのが医療です。

そのとき、「在宅医療だけ」「病院の医療だけ」と分野を分けて考えてしまうと、医療の選択肢は極端に狭まります。在宅医療、病院の医療、あるいは高齢者向けの施設、これらを上手に使いながらいろいろな組み合わせを検討することで、患者さんにとっては選択肢が広がり、より良い治療を受けられるようになるのです。

高齢者救急搬送の増加が内包する諸問題

救急医療の現場で、今、実質担当者である救急医や救急救命士などを悩ませている問題の一つが「高齢者の救急搬送」です。

2008年頃の数年間を除いて、日本全国の救急隊の出動件数は増え続けています［図6－2］。総務省消防庁の統計によると、2018年の救急出動件数は年間およそ660万件でした。これは10年前の2割増し、20年前に比べれば1.8倍の件数です。どうしてこんなに増えているのかといえば、高齢者の救急患者が増えているからです。現在、救急車で搬送される人の約6割が65歳以上の高齢者、そのうち75歳以上がおよそ4割、85歳以上がおよそ2割を占めています［図6－3］。

この高齢者救急問題でも、在宅医療に関連する象徴的な問題が知られています。「在宅医療において特に終末期医療を行われている患者さんの、心肺停止症例の救急医療」です。

在宅医療を受けている高齢の患者さんが心肺停止状態になると、119番通報を受けた救急隊が現場に急行します。その場で「救急車で運んでほしい」といわれれば、彼らは心臓マッサージをして心肺蘇生を試みながら病院へ搬送します。ただ、病院の救急医たちは搬送された

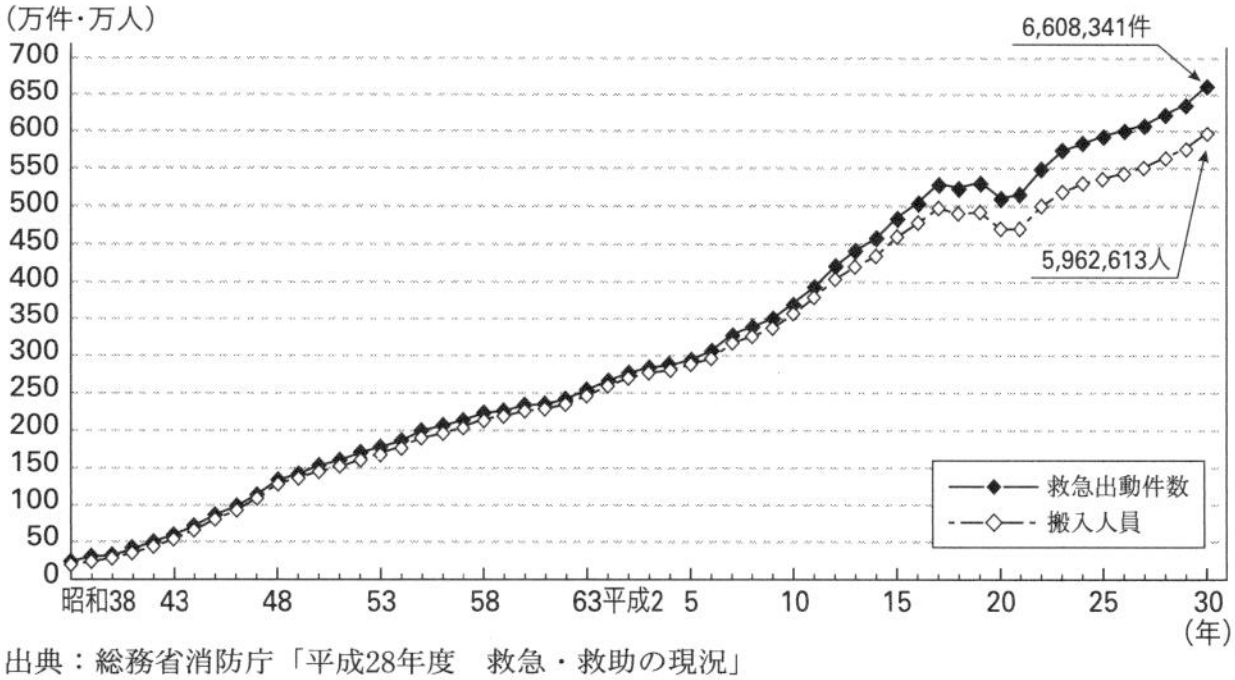

出典：総務省消防庁「平成28年度　救急・救助の現況」

図6-2　救急出動件数および搬送人員の推移

救急車の出動件数、救急車による搬送者数は平成20年（2008年）に一度減少したものの、それ以外では増加し続けている

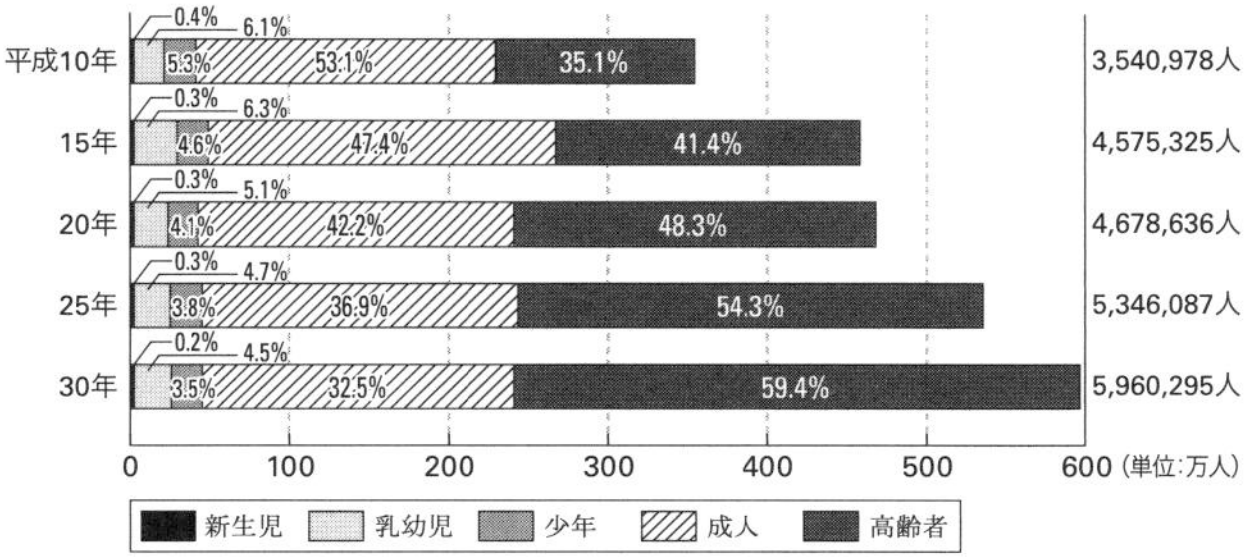

（注1）平成10年の年齢区分別の搬送人員については、傷病程度が判明したもののみを計上している。

（注2）端数処理（四捨五入）のため、割合・構成比の合計は100%にならない場合がある。

出典：総務省消防庁「平成28年度　救急・救助の現況」

図6-3　年齢区分別の搬送人員と5年ごとの構成比の推移

65歳未満の救急車搬送者数は平成15年（2003年）を最高として減少を続けている。一方、65歳以上の搬送者数は増加を続け65歳未満の減少数を大きく上回っている。トータルで見ると搬送者数は増加。全救急車搬送者数に占める65歳以上の高齢者の割合は、平成10年（1998年）から平成30年（2018年）を比較すると35%から60%へと大きく増加した

患者さんにやや困惑しながら対応することになります。多くの場合、患者さんの「背景」が分からないからです。

「もしかすると終末期の患者さんなのではないのか?」

そう思いながらも、ひとまず全力で心肺蘇生を試みます。気管挿管、気管切開をしたり人工呼吸器をつけたりして、なんとか命を救おうと最善を尽くします。救急医の仕事は目の前の命を救うことなのですから当然です。高度な医療機器も高価な薬も惜しみなく使っていきます。

ところが、一命を取りとめることができても、病院に駆けつけたご家族から「こんなはずではなかった」「おじいちゃんは管だらけになる最後は望んでいなかった」などと責められることがあります。それこそ「延命治療は望みません」というご家族から、「どうして〝余計なこと〟をしてくれたのだ」と叱責を受けるのです。

このように、在宅医療を受けている患者さんの場合、普段から在宅医と「そのときがきたら心肺蘇生は行わず、穏やかな最後を迎えさせてほしい」と約束をしていることがよくあります。患者さんもご家族も在宅医療のチームも、その方向でコンセンサス(相互同意)が取れています。ところが、いざ目の前の患者さんが苦しみ始めると、周りにいるご家族はパニックに陥り、自分たちで決めた方針を瞬時に思い出せなくなってしまうのです。

在宅医とうまく連絡が取れればよいのですが、それが叶わなければ、救急隊に頼るのは自然なことだと思います。しかし、救急隊も救急科の医師も、そこに至るまでの経緯は分かりません。ただ、目の前の命を救うことに必死です。その結果、ご家族から「こんなはずではなかった」――。

このような経験をしている救急医はたくさんいます。私自身、大学病院の救命救急センターで働いていたときに、最善を尽くしたにもかかわらず「どうしてこんなことを……」と責められ、むなしい気持ちになったことが幾度もありました。「病院に連れて行くと延命治療をされるから嫌」「安易に救急車を呼んではいけない」といった風潮は、このような〝手違い〟から生まれている面もあるように思います。

では、患者さんやご家族の意向と救急の現場との齟齬《そご》は、どのようにすれば解消されるのでしょうか。

人生会議の理想と現実

まず押さえておきたいのは、救急車で病院に運ばれてきた患者さんには、患者さんやご家族の意向とは関係なく、基本的に命を救うための治療が行われるということです。ですから、終末期が近いことが分かっていて、なおかつ在宅医との話し合いのなかで「そのときがきたら心肺蘇生はしなくていい」と急変時の方針が決まっているのなら、救急車を呼ぶのは控えるべきです。その際には、必ず在宅医に連絡をしてください。

つまり、がんの末期など人生の締めくくりを考えるような段階に入ったら、在宅医と「そのときの対応」について事前にとことん話し合い、ご家族も含めて心の準備をしておかなければならないということです。その話し合いが、最近話題になっている「人生会議」です。医療者には「アドバンス・ケア・プランニング（Advance Care Planning: ＡＣＰ）」と呼ばれています。

ただ、言うは易く行うは難し、です。人生会議は関係者が集まって話し合えば終わり、という簡単なものではありません。人の気持ちは状況によって、時間の経過によって、目まぐるしく変わるものだからです。

前章でご紹介した竹田主子先生もそのようにおっしゃっていました。竹田先生はＡＬＳと診断され、体がしだいに不自由になっていくなか、最初は「死にたい」と思ったそうです。しかし、24時間介護の認可がおり、再び仕事ができるようになって新たな交友関係も広がっていくと生きることに前向きになったといいます。

人生会議は、もしものときに備えて、患者さんがご家族や医療者と自分の望む医療やケアについて前もって話し合っておくものです。ただ、その話し合いを「いつ」するかによって、場合によっては患者さんを追いつめることがあります。病気や障害を受け入れられず、「自分なんて生きていても価値がない人間ではないか」と思っているときに、「これ以上治療を受けますか?」と医師に聞かれると、「もういいです」といいたくなるのは避けがたいことだと思います。また、一度そのような結論を出してしまうと、その結論を維持したまま治療の方針が固まっていく危険性もあります。場合によっては、いったん自分が出した結論に自分自身がとらわれ、本当はどうしたいのか自分でも分からなくなることすらあります。

ですから、人生会議は一度やれば終わりというものではありません。医療者が患者さんに寄り添い、毎月のように話し合っていく必要があるものなのです。ところが、現状は理想からかなりかけ離れています。医療者が終末期医療の意向を聞き、必要な書類にサインをしてもらい、「では、この方向でいきましょう」と機械的に進めているケースが少なくありません。そのようなやり方で本当に患者さんの意思が汲み取れているのか、誰もチェックできていない状態が現実にはあります。

もう一つ、「議論の土台となる情報が患者さん側にきちんと提供されているか」が疑わしいという問題も、人生会議にはあります。人の気持ちがそのときの環境によって変わるのであれば、どのような情報が提供されているかも重要な環境因子です。

人生会議は、患者さんが必要としている情報が十分伝達されたうえで行われるのが大前提です。その情報は、病気のことだけと考えてはいけません。治療はできなくても痛みはしっかりと取ってあげられる、というような緩和治療の情報も必須です。難病で生きていくことに悲観している人に対しては、国が保証する支援の情報も必要です。自分の生きる価値について絶望している人に対しては、同病でありながらも輝いて生活している人の姿を見せてあげることも大切です。そのためには、医療者だけではなく、医療ソーシャルワーカーや同病の支援団体の方たちとお話しすることも必要になります。

そのように考えていくと、人生会議がいかに大変な手続きか分かるはずです。「人生会議」の考え方、特に多くの専門職が集まって、複数回話し合うことが必要というポリシーに私は納得します。そして、「本当にそれがきちんとできているのか?」ということを、医療者の都合からではなく患者さんの命のために考えてみることが、人生会議には必要だと思います。話し合いの進め方、タイミング、情報提供の仕方によって、患者さんの命を生かす方向・

あきらめる方向、どちらにもなり得るのが人生会議だということを覚えておいてください。

予想された急変と、予想していなかった急変

ところで、患者さんの急変には「予想された急変」と「予想していなかった急変」の2種類があります。どちらにも救急医療時の問題が知られていますのでご紹介しておきましょう。

「予想された急変」における問題は、すでにお話ししたとおりです。人生会議を丁寧に何度も繰り返し、「もしものときはこうしよう」と決めていても、いざ、そのときが来たら、患者さんやご家族の気が動転してしまうことがあります。担当の在宅医にすぐ連絡がつけばよいのですが、つかないことも多々あります。そうなると、予想される急変に対して事前にマニュアルをつくっていても、場合によってはそのとおりにいかなくなります。

目の前に意識のない患者さんがいる、呼吸がおかしい患者さんがいるという状況が進行中だと、ご家族は不安になって救急車を呼んでしまう――これは誰も責められません。苦しそうにしている患者さんを前にして、何もせずじっとしていられるご家族はいないのです。

このように、在宅での看取りにおける急変時対応には、準備はしていたけれど想定外のことが重なり結局救急車を呼んでしまったというケースが多くあります。あるいは、恐怖心や

不安からご家族が事前の話し合いどおりの手順を踏めず、つい救急車を呼んでしまったというケースです。これらは、準備はしていたけれど結果として予定どおりにできなかったという問題です。

一方、「予想していなかった急変」による救急医療時の問題もあります。

典型的な例は、在宅での看取りを考えていた患者さんが、予想より早く亡くなってしまうケースです。私の病院でも、訪問診療と訪問看護を受けていた患者さんが、自宅で調子が悪くなって入院し、退院前の試験外泊として数日間自宅に戻っていたところ、病院に戻る予定だったその日に自宅で息を引き取られたことがありました。結果としては在宅で最後を迎えられたわけですが、このように準備が整わないなかでの急変もあります。

在宅医はまだ亡くなると思っていなかったからこそ入院を勧め、病院側もまだ亡くなると思っていなかったからこそ試験外泊に踏み切ったわけです。しかし、予想より早めに最後が来てしまいました。実際の医療では、このようなことは日常茶飯事です。だから、医療者はそのような予想しない急変にも対応できる準備や体制をつくることが望まれるのです。

在宅医と救急医の特異な関係性

今、在宅医療における、予想された急変・予想していなかった急変の例を見ました。そのどちらにも想定外の問題が発生するというお話もしました。

実際、医師が「あと1カ月くらいは大丈夫かな」と思っていても、容体が急変して亡くなるケースは珍しくありません。逆に、何年も前から十分な準備ができていても、予定どおり在宅で最後を迎えられるとも限りません。であれば、在宅医療と救急医療のあいだにそうした〝想定外〟の事態も織り込んで、もう少し確実な連携が取れないものかと考えたくなります。理想は、在宅の患者さんに長年付き添っている在宅医と、私のような救急医（病院医）が協力し、予想できる急変の場合は在宅医が早めに判断し必要であれば入院につなげる、予想できない急変のときは在宅医、ご家族、救急医が話し合って患者さんにとって最善な方法を探る、そのような医療の進め方ではないかと思います。

日本在宅救急医学会は、こうした在宅と救急の諸問題を解決するために発足した組織です。ただ、学会（当初は「研究会」でした）の立ち上げ当初、在宅医療と救急医療の最前線で活動されている医師たちに声をかけると、この問題の解決が一筋縄ではいかないことが彼らの反応からすぐに分かりました。端的にいえば、在宅医療にたずさわる在宅医と、救急医療にたずさわる救急医は、話がまったくかみ合わないのです。在宅医と救急医は同じ医療の世界に生きている者とは思えないほど、物事の考え方がまったく違いました。同じ「医師」という肩書ですが、私には別の惑星の知的生命体ほどの違いがあるように思えたのです。

そもそも両者は、医療に対するアプローチがまったく異なります。

私のような救急医は、一分一秒を争う現場のなかで目の前の命を救うことに最大の力を注ぎます。そのためには、高度な医療機器も高価な薬も惜しまず使います。一方、在宅医の先生方は、患者さんを月単位、年単位で診ていきます。病気や障害を抱えながらも、患者さんやご家族がより良い状態で毎日を過ごせるような医療に傾注されます。救急医の仕事は「とにかく生かすこと」ですが、在宅医の仕事は、場合によっては「より良い状態で人生を閉じさせてあげること」もあります。もともと目指しているゴールが違うのですから、「もっと確実な連携を」と音頭をとってみてもどこからどう手をつければよいか、その糸口すら見つかりませんでした。医療のベクトルがまるで交差しない状態だったのです。

いまだに存在する医師の階級意識

在宅医と救急医が相いれない背景には、医学教育の問題もあるように思います。私も含め

40歳代以上の医師は、医学生の時代に急性期の病気を中心に学んできた者たちです。たとえば、医学部の学生ならほとんどの人が購入しているであろう「標準シリーズ」と呼ばれる教科書シリーズがあります。「標準外科学」「標準救急医学」「標準小児科学」など各診療科目がカバーされているのですが、そのなかに「標準訪問診療」や「標準在宅医療」という科目はありませんでした。少なくとも私が医学生だった時代の医学教育は、急性期の病気を診ること、病気を治すことに重点が置かれていたため、「急性期の病気を診る医者が、かっこいい」という共通認識があったように思います。

正直にいえば、私も大学病院に勤務していた頃は、在宅医という仕事を軽く見ていたところがありました。故郷の茨城に戻り、地元の在宅医の先生たちと一緒に仕事をするようになるまでは、「在宅医って何が専門なのか分からないなぁ。それに、在宅の患者さんが救急車で運ばれてきているのに、担当の先生に連絡すると夕方以降はつかまらないことがあるってどういうこと？　どこで何をしているのやら……」。そんなふうに訝《いぶか》しく思っていたのです。

一方、在宅医は在宅医で救急医のことをあまりよく思っていません。前述のように、病院で嫌な対応をされたことがある人は少なくないと思います。また、「急性期の病気を診る医者が威張っている」世界で育った世代の在宅医は、救急医に対して少し負い目を感じる傾向もあるように思います。一緒にいるだけでなんとなく気分が悪い、という人もなかにはいるかもしれません。そんな両者ですので、双方から集まって話をする以前に、お互いのイメージは良好ではありませんでした。

ただ、それも私たち昭和生まれの医師で終わりなのかもしれません。今の若い医師たちのなかには、医師になってすぐに在宅医を目指した人、医学部時代の研修で在宅医療の現場を体験し、在宅医療の道にそのまま進む人もいます。急性期が上で慢性期は下という意味のないヒエラルキーはなくなりつつあるのかもしれません。それは大学教育が変わったというよりも、社会がそういう変化を求めていることを、若い世代が敏感に感じ取った結果のような気がしています。

また、現在は医師にも働き方改革が求められている時代です。自分自身のプライベートや人生のクオリティ・オブ・ライフ（Quality Of Life: QOL）を大切にする世代にとっては、私のように「救急をやりたい」という医師は少々変わり者のように映っているかもしれません。ワークライフバランスという意味では救急医はバランスがガタガタです（かといって在宅医のプライベートが充実するという保証はありませんが）。少なくとも私が医学生だった当時に人気だった心臓外科医や救急医など、急性期の最前線で働く医師を良しとする風潮は、

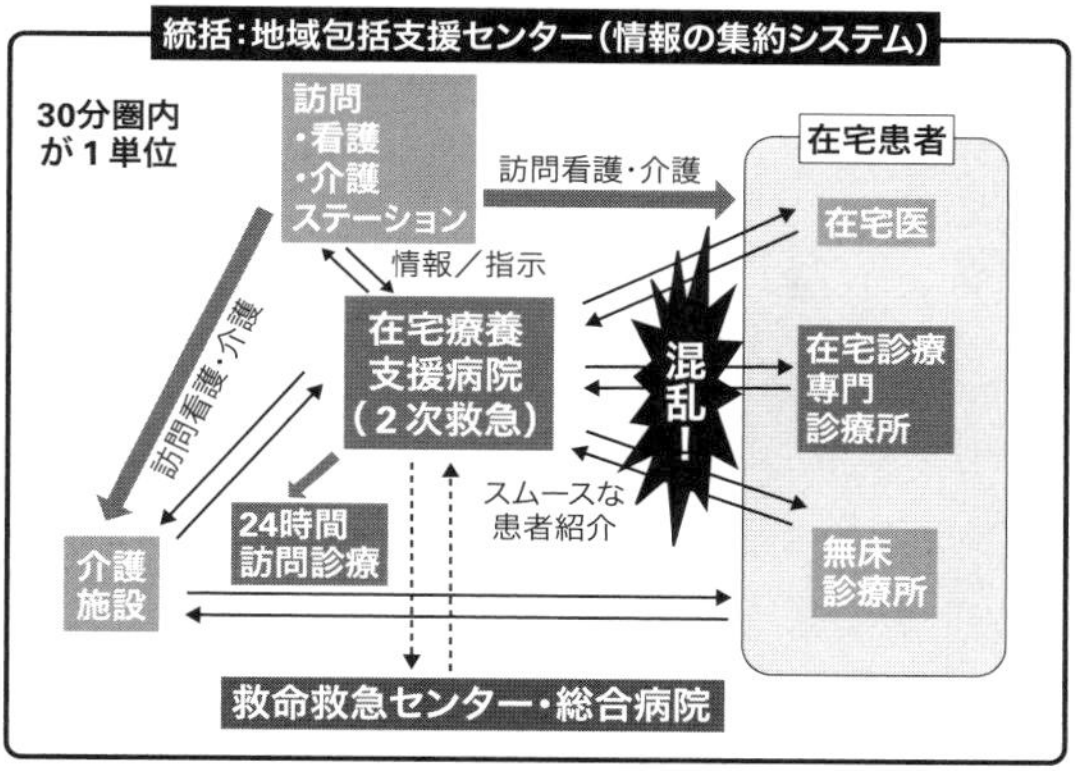

出典：青燈会小豆畑病院・小豆畑丈夫

図6-4　地域包括ケアシステムにおける在宅救急のモデルと問題点
在宅患者さんは個人で訪問診療を行っている在宅医、訪問診療専門の診療所、または一般の診療所の医師が外来診療の延長で診ている。容体が悪化すれば地域内の在宅療養支援病院が病院診療を行う。いきなり救命救急センターに搬送されるべきではない。しかし、この連携は必ずしもうまくいっているとはいえない

今はもうあまり見られなくなっているようです。

連携のかたちを変えられないか

在宅医療と救急医療の連携については、国がすでに大きな枠組みをつくっています。２００８年につくられた「在宅療養支援病院」という仕組みがそれです。簡単にいえば、在宅患者さんの容体が急変したら在宅療養支援病院に搬送されるという流れです［図6－4］。

在宅療養支援病院に求められる役割は主に次のとおりです。

・単独またはほかと連携することで24時間体制の在宅医療を提供すること
・緊急時に、在宅患者さんが入院できるベッドを確保しておくこと
・地域のケアマネジャーなどと連携すること

私の病院も、２０１５年に在宅療養支援病院の認定を受けました。茨城県那珂市では唯一の在宅療養支援病院です（２０２０年現在）。在宅患者さんの容体が急変したら、まず当院のような在宅療養支援病院が受け入れることになります。そして必要な治療を行ったうえで、なるべく早く在宅に戻してあげます。このような体制が地域ごとに構築されれば、地域の人々はもっと安心して在宅医療を受けられるようになるでしょう。

ただ、制度としては整えられていても、実際の運用面にはさまざまな課題が残されています。すでに見たように、そもそも在宅医と救急医はお互いに話がまったく通じません。また、いくつかのケースで見たように、在宅医療における急変時対応の問題は在宅医療のなかだけに留まりません。在宅医療を取り巻く病院や、医療に関わる各職種の意識・形態もつくり替えなければ、とても解決できそうにない大きな問題です。

そこで私は、手始めにいくつか実験的な試みをスタートさせることにしました。茨城県内

広域で在宅医療を提供しているクリニックグループ「医療法人社団いばらき会」に声をかけ、在宅療養支援病院の制度をもっと血の通うものにできないかと考えたのです。目指したのは連携の新しいかたちでした。これまでのように、別々の組織に属する在宅医と救急医が必要に応じて連携するというかたちではなく、普段から在宅医と救急医がまるで同じ病院のなかで一つの課題に取り組んでいるかのような連携です。その取り組みに、私は「在宅医療と救急医療の一つの病院連携」という名前を付けました。

第7章

在宅医療と救急医療の連携はいかに可能か

患者さんが悪くなる前に診るために

医療法人社団いばらき会は、茨城県ひたちなか市、那珂郡東海村、日立市、茨城郡茨城町、水戸市に、それぞれ診療所と訪問看護および介護のステーションを有する一大訪問診療グループです。私の病院がある那珂市も、いばらき会の訪問エリアの一つです［図7－1］。そんな位置関係から、いばらき会で診ている在宅の患者さんの具合が悪くなると、私の病院が受け入れるという関係は細々とですが7～8年前から続いていました。

これまでお話ししたような、在宅医療と救急医療の狭間で起こる諸問題は、いばらき会と小豆畑病院のあいだにも起こっていました。改めて列記すると以下のとおりです。

・在宅の患者さんの容体が相当悪くなって初めて「そちらの病院で診てほしい」とお願いされる。
・急変した患者さんが救急車で運ばれ、救急医がさまざまな救命処置を行ったところ、あとからご家族に「心肺蘇生は行わないと在宅医と決めていたのに、なんてことをしてくれたんだ」と恨まれる。

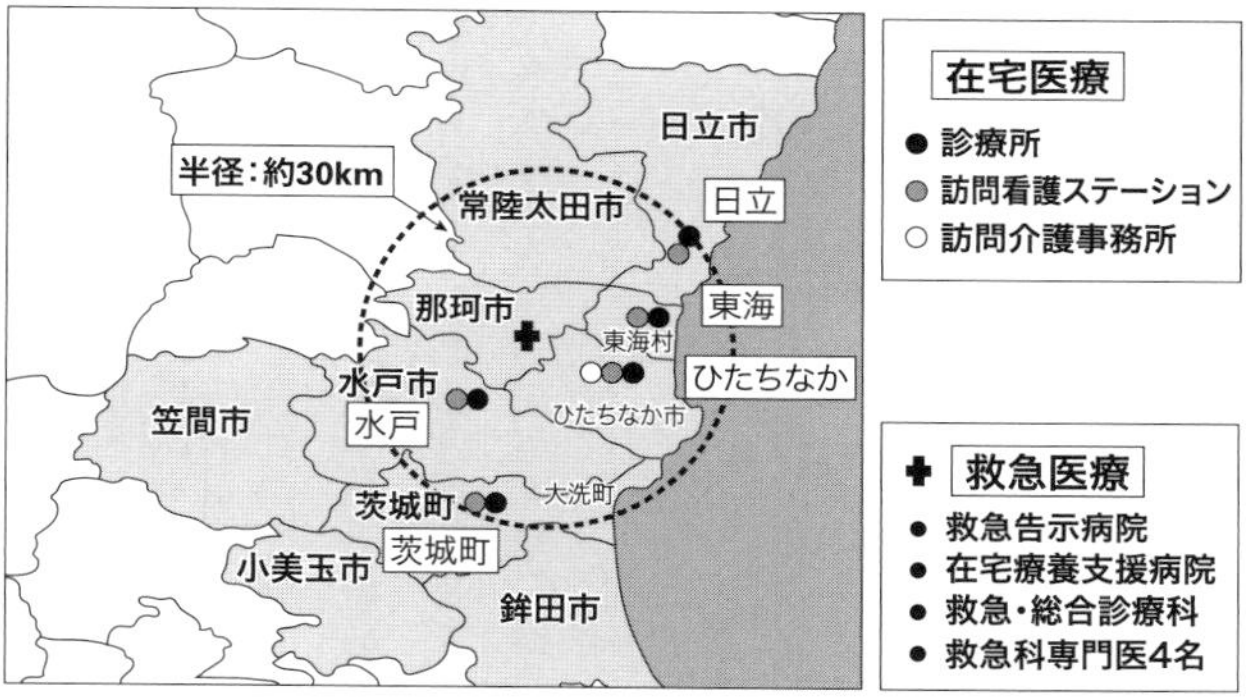

図７-１　訪問診療のグループ「いばらき診療所」と救急告示病院「小豆畑病院」の位置関係
茨城県北部の半径約30km圏内の中央に小豆畑病院がある。それを取り囲むように、いばらき診療所の訪問診療５カ所の拠点がある

・救急医が「どうしてこんなに悪くなるまで病院に連れて来なかったんですか」と在宅医をなじる。

そんな問題の数々です。

前述のとおり、私の医療法人にも病院とは別に在宅医療を担うグループがあります（小豆畑病院在宅医療グループ）。しかし、同じ法人内では今列記したような問題は一切起こっていませんでした。どうしてでしょうか？

難しい話ではありません。同じ法人内であれば、普段から在宅医と救急医の関係が緊密だからです。在宅の患者さんに何かあれば、在宅医は「この患者さんをよろしく」と救急医に頼めますし、救急医も「はいよ」と気軽に応じられます。今現在、在宅で終末期の準備を進めている患者さんの情報も救急医のほうに自然と入ってきます。そういう関係性が、いくつかの障害を軽々と越えさせていたのでした。

会社でも同じではないでしょうか。ある一つのプロジェクトを進めるとき、同じ建物の中で働いている同じ会社の仲間同士であれば、何か気がかりなことがあればすぐに相談して解決できます。しかし、相手が別の会社の人であれば気軽に連絡もできず、相談のタイミングを逸することがあると思います。

そう考えると、在宅医療の諸問題はほかの法人の人たちと「同じ病院で働いている仲間」のような関係が築ければ、案外容易に解決できるのではないか。私にはそう思われました。そこで私は、このアイデアを実験により証明しようと考えたのです。

そのためには、「同じ病院で働いている仲間のような関係」を結んでもらう相棒が必要です。私が、いばらき会の照沼《てるぬま》秀也《ひでや》先生〔写真7－2〕にこのアイデアを打ち明けたのは2015年のことでした。話はすぐにまとまり、ほどなく在宅医療を提供するいばらき会と救急医療を担う小豆畑病院が、まるで同じ病院で一緒に働いているようなチームをつくるプロジェクトが始まりました。それが「在宅医療と救急医療の一つの病院連携」です。これが、私たちの実験の舞台装置でした。

照沼秀也先生との出会い

医療法人社団いばらき会いばらき診療所の理事長・照沼秀也先生に初めてお会いしたのは、私が都内の大学病院から今の病院に拠点を移し、しばらくしてからのことでした。照沼先生と私は、偶然にも県内の同じ中学校・高校の出身で、そのご縁から照沼先生が私を食事会に誘ってくださったのです。

照沼先生は私のちょうど10歳先輩です。もともとは外科医で、大学卒業後は大学病院で大腸がんを中心とした手術やがんの研究をされていました。その後、早いうちに独立され、一時は静岡県に急性期病院をつくり地域の急性期医療に尽力されていました。しかし25年ほど前、国の医療政策の動向から在宅医療の必要性に気づかれます。そして、在宅医療を始めるなら故郷の茨城県でと考え、静岡の病院は後輩に任せ茨城で一から訪問診療を始められました。25年前といえば訪問診療はまだ黎明期、世間では「怪しげな医療」と訝しむ人も多かった時代で、今考えれば恐ろしいほどの行動力です。実際、始めたばかりの

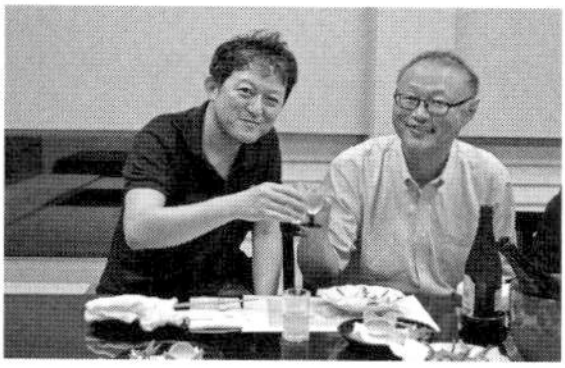

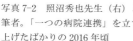

写真 7-2　照沼秀也先生（右）と筆者。「一つの病院連携」を立ち上げたばかりの 2016 年頃

頃は地域医師会からも訪問診療は歓迎されなかったそうです。それでも照沼先生は粘り強く患者さんの要望に応え続け、現在は地域になくてはならない医療機関に育っています。

初めてお会いした食事会の席で少し衝撃を受けたことがありました。それは、照沼先生の携帯電話がひっきりなしに鳴ることでした。電話が鳴るのは構わないのですが、そのほとんどがどうやら患者さんや訪問看護師さんからのようなのです。そのたびに先生はサッと電話に出られ、指示を出されました。患者さんには優しく、看護師さんには的確に。

「この先生は患者さんに自分の携帯番号を教えているのか……」

それまで私は、患者さんに自分の電話番号を教えている在宅医に会ったことがなかったので、その光景は少し奇異に感じられたほどでした。

在宅医との電話については、個人的にあまりよい思い出がありません。大学病院の救命救急センターにいた頃、在宅医療を受けている患者さんの救急搬送がしばしばあったというのはすでにお話ししたとおりです。そのとき、担当の救急医としては目の前の患者さんの情報が少しでもほしいのです。そこで、患者さんのご家族から在宅医の連絡先を聞き出しすぐさま電話をするのですが、つながる確率は1割以下でした。そんな在宅医の対応に、私はいつも不満を覚えていました。

しかし、目の前の照沼先生は明らかに違いました。この方なら、私が普段から感じている在宅医療の諸問題に真摯《しんし》に耳を傾けてくれるかもしれない。私は思い切って、在宅医療と救急医療のあいだで起こっている諸問題について照沼先生に切り出しました。そして、「先生の診療所と私の救急病院が、一つの病院のように患者さんの診療を行う試みをしてみたい」と持ち掛けました。あらかじめ用意していたプレゼン資料はすでに照沼先生の手に。思いの丈を話し終えると、先生はそれまでの柔らかな表情とは打って変わって真剣なまなざしで私を見つめ、一言「やりましょう」。その場で快諾してくださいました。

「すぐに連れて来てほしい」「医師同士で話がしたい」

照沼先生に話を持ち掛けたものの、その時点ではまだ、プロジェクトの具体的な輪郭は私にも見えていませんでした。

ただ、救急現場の医師として普段から困っていたことが2つありました。一つは、すでに何度も述べているように「在宅の患者さんの具合が悪くなっても、なかなか病院に連れて来てもらえないこと」、もう一つは、「病院に連れて来られた際、担当の在宅医と直接話ができないこと」でした。

後者については少し説明が必要かもしれません。

一般の方は驚かれるかもしれませんが、在宅医療の現場では、在宅医と救急医が直接話をする機会はほとんどありません。在宅の患者さんの具合が悪くなり病院での診察が必要となったとき、病院側にその旨を連絡してくるのは訪問看護師やケアマネジャーがほとんどです。そして、患者さんの名前、生年月日、紹介の目的、経過などを1枚の紙にまとめた「診療情報提供書」（いわゆる紹介状のこと）が送られてきます。

前述のように、病院側の医師にはそれだけでは分からないことが多々あります。そこで、患者さんが搬送されるたびに「主治医の先生と直接話をさせてほしい」と連絡をするのですが、担当の在宅医が電話に出てくれることはほとんどありませんでした。それくらい、在宅医と救急医（病院医）の溝は深いのです。

これで困るのは患者さんです。自分の情報が病院側に正確に伝わっていないと、適切な治療を受けられません。そこで照沼先生には、まず次の2点を確実に行えるようにしたいと提案しました。

・在宅の患者さんの容体が急変したら、すぐ病院に連れて来てほしい

・そのときは医師同士で話がしたい

この２つを実現するだけでも、在宅医療と救急医療が抱える問題は大きく改善される予感がありました。

手探りで始めた「一つの病院連携」

手始めに、照沼先生と私の２人だけで始めてみました。２０１５年の初頭です。まず、照沼先生が在宅で診ている患者さんの具合が悪くなると、早めに、そして直接、私の携帯電話に連絡が来るという流れを徹底しました。私のほうも、患者さんの状態や長期的な治療方針をうかがったうえで、すぐに病院へ受け入れることを徹底しました。

そんなホットラインを設けて３カ月くらいが経つと、互いに良い感触が得られている実感がありました。狙いどおり、まるで同じ病院で働いている医師同士のようにスムーズな連携が取れるようになっていたのです。そこで今後は、きちんとデータを収集して一つの研究として進めていこうという話になりました。入院から退院までの手順をしっかりと決め、ほかのスタッフも巻き込んで組織と組織の大々的な連携として始めることにしたのです。２０１

5年10月のことです。

具体的には、いばらき会の在宅医・訪問看護師・ケアマネジャーと、小豆畑病院の医師・看護師・栄養士・理学療法士・医療ソーシャルワーカー（ＭＳＷ）が、入院の受け入れから退院までを次のような流れで行うことにしました。

①在宅の患者さんの容体が急変したら、まず在宅医が病院の救急医に電話をして直に話し、救急で診てもらうように依頼する。その際、患者さんの病状だけでなく、生活環境上のポイントも救急医に伝える。一方、紹介状は簡単に書けるようなフォーマットに変更する。
②救急医が患者さんのご家族に治療方針の相談をするとき、ご家族に迷いがあるようなら、救急医、在宅医、ご家族の三者で改めて相談する。
③退院の目途が立った段階で、在宅医療側のスタッフ（在宅医、訪問看護師、ケアマネジャー）と病院側のスタッフ（医師、看護師、栄養士、理学療法士、ＭＳＷ）が集まり、患者さん、ご家族とともに「退院前カンファレンス」を行う。
④病院での治療が終わったら、病院の主治医から在宅医に詳細な診療報告書とともにすべ

ての検査結果（血液検査、画像検査、機能検査、病理検査）を送る。

⑤退院するときは、病院の主治医から在宅医に連絡し、治療経過と退院後の注意点を直接伝える。

こうした連携体制を構築し、在宅医から紹介された患者さんがその後どのような経過をたどっていったか、詳細なデータを２０１６年から取り始めました。

ほかの在宅医から連絡が来るまで

照沼先生と私、２人だけの取り組みから「いばらき診療所―小豆畑病院」という組織同士の取り組みへ。

手探りで始めた実験に手応えを感じ、個人から組織を挙げての取り組みに切り替えたのですが、この試みはなかなか期待どおりにいきませんでした。照沼先生と私は、会ったその日に意気投合した仲です。互いに同じ方向を向いていたので連携はすぐにスムーズに運びました。しかし、ほかのスタッフはそもそもこのプロジェクトにみなが前向きだったわけではありません。すでにお話ししたように、在宅医と救急医はもともと水と油のような間柄です。

いきなり「連携しましょう」といわれても、「はいそうですね」とはいかなかったのです。正式にプロジェクトをスタートさせても、在宅医から救急医に直接連絡が来ることはほとんどありませんでした。

ただし、訪問看護師やケアマネジャーから連絡が来るタイミングは早くなりました。しかし、これでは本当の意味での「一つの病院」になりません。あきらめきれなかった私は訪問看護師やケアマネジャーから連絡が来るたびに、嫌がられるのを承知で自分から電話をかけ直しました。

「担当の先生と直接話せますか？」

最初のうちは明らかに煙たがられました。ぶっきらぼうな対応が多く、早く電話を切りたいという雰囲気が電話越しにありありと感じ取れることもしばしばでした。しかし、何度も電話していると、先方もこちらがどういう人間かだんだん分かってきます。私も在宅医の人柄がだんだん分かってきます。そうして少しずつ互いのあいだにある溝を埋めていくうちに、在宅医から直接連絡が来ることも増えてきました。

徹底したのは、電話でのやり取りだけではありません。

医師同士が互いの顔を見ながら同じ時間を過ごす機会も積極的に設けていきました。いばらき会と小豆畑病院が合同で開催する「症例検討・勉強会」はその一つです。在宅医から紹介された患者さんを救急医がどのように治療していったか、一連の流れを振り返る勉強会を年に三度開きました。この会には医師以外にも看護師や介護士などさまざまな職種が在宅側と病院側から100名程度参加し、積極的な質疑応答を繰り返しました〔写真７－３〕。

また、法人外から講師を招聘して、最新のトピックスを勉強する合同講演会も年に一度開催しました。こちらは大きな会議室を借りての200名規模の会です〔写真７－４〕。さらに、不定期ではありますが、病院の医師から在宅の医師へ、在宅の医師から病院の医師へ、双方向

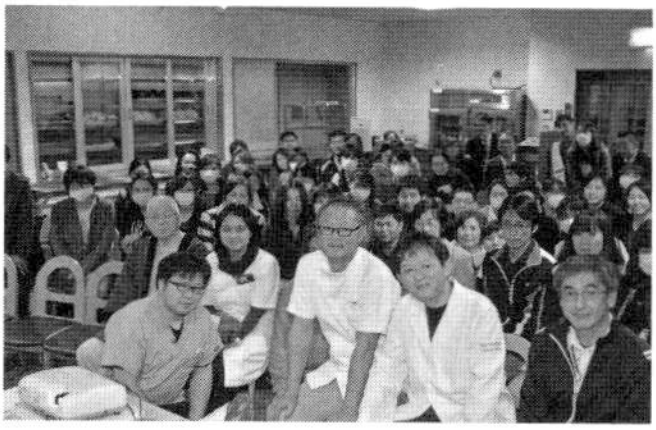

写真7–3　2017年に行った症例検討・勉強会の様子。小豆畑病院の食堂を会場にした

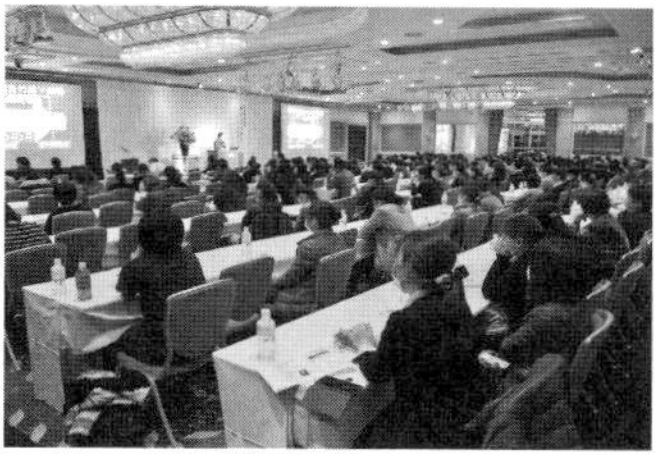

写真7–4　同年、講師を招聘して最新トピックスを勉強する合同講演会も開催

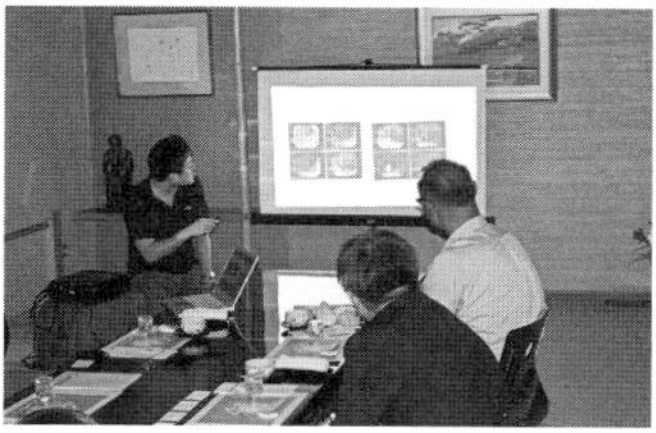

写真7–5　在宅から病院へ移動した患者さんのうち、困難症例・手術症例の患者さんについては２つの施設から医師のみが参加して詳細な症例検討会を行った

のフィードバックをする詳細な症例検討会も始めました。在宅から紹介された患者さんのなかには、入院後に難しい疾患が判明した患者さん、手術が必要な患者さんも含まれていました。そのような患者さんに関する検討会です［写真7－5］。

このように、在宅側と病院側のスタッフが一堂に会する場をたくさん設け、なるべく「一つの病院」に近づくような試みを続けました。大切にしたのは、医師や看護師だけでなくできるだけさまざまな職種が集まることでした。討論のテーマは常に「法人の違いを超えて、私たちの患者さんにより良い医療を提供するにはどうすればよいか」です。最初にこのテーマを掲げておくと、それぞれの仕事の専門性において実に熱心に話し合いが行われる姿を私は何度も目にしました。在宅側は病院側へ、病院側は在宅側へ、「こんなことを望んでいたのか」「こんな不満があったのか」と、本当に目から鱗が落ちることばかりでした。

やはり、私たちは相手のことを知らなすぎたのです。相手のことを知らず話し合う機会もないので、先方が何を考えているのか分からず、ただただ出口のない不満だけが積もっていたのです。でも、同じ場に集まって話してみると、「なーんだ、そういうことだったのか」「それなら、これからはこうすればいいじゃないか」と互いの理解が深まります。こうして私たちは少しずつ「一つの病院」になっていきました。

課題は「入院期間をいかに短くするか」

在宅医と救急医のホットラインを構築すると同時に、私たち病院側が目標に掲げたのが、「できるだけ入院期間を短くすること」でした。

東京都にある254の二次救急病院で、ある１週間に入院したすべての救急患者を対象に、入院元や１カ月後の状況、問題点などを調べた調査があります［図７－６］。それによると、65歳以上の患者さんのうち、およそ７割が自宅から救急入院した方でした。ということは、その患者さんたちは病状が改善すれば再び自宅へ戻れる可能性があるということです。しかし、１カ月経った時点で実際に退院し自宅に戻れていたのは、そのうちの約半数しかいませんでした。約２割の患者さんは同じ病院に入院したまま、１割弱の患者さんは別の病院に転院、同じく１割弱の患者さんは施設に転所していたのです。

また、同調査では入院患者の問題点についての設問もありました。それによると、救急搬送された高齢入院患者の３割に「何らかの問題がある」とのアンケート結果が出ています。問題の内容としていちばん多かったのが、ここでも「１カ月以上の長期入院」（約43％）でした［図７－７］。しかも高齢者の場合は、疾患の治療が終了しているにもかかわらず、家庭

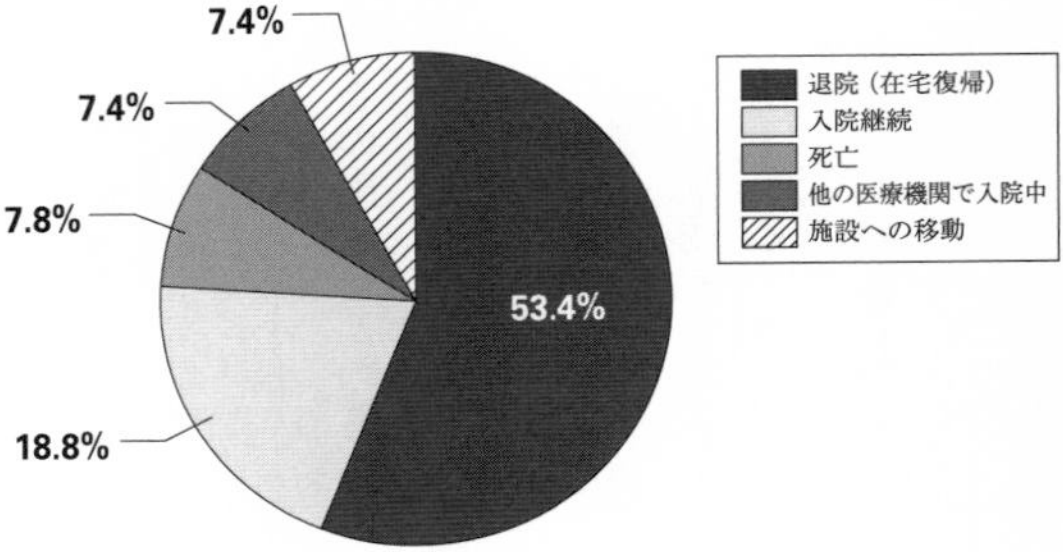

出典：「東京都の救急病院入院患者からみる高齢者救急医療の問題点」吉田昌文ほか（日本救急医学会雑誌Vol.26 687-701P）

図 7 - 6　65歳以上の救急搬送患者の入院 1 カ月後の状況
2012年に東京都医師会が行った大規模なアンケート調査より。65歳以上の高齢者が救急車で搬送された場合、入院 1 カ月後に退院した患者は全体の53％に過ぎなかった

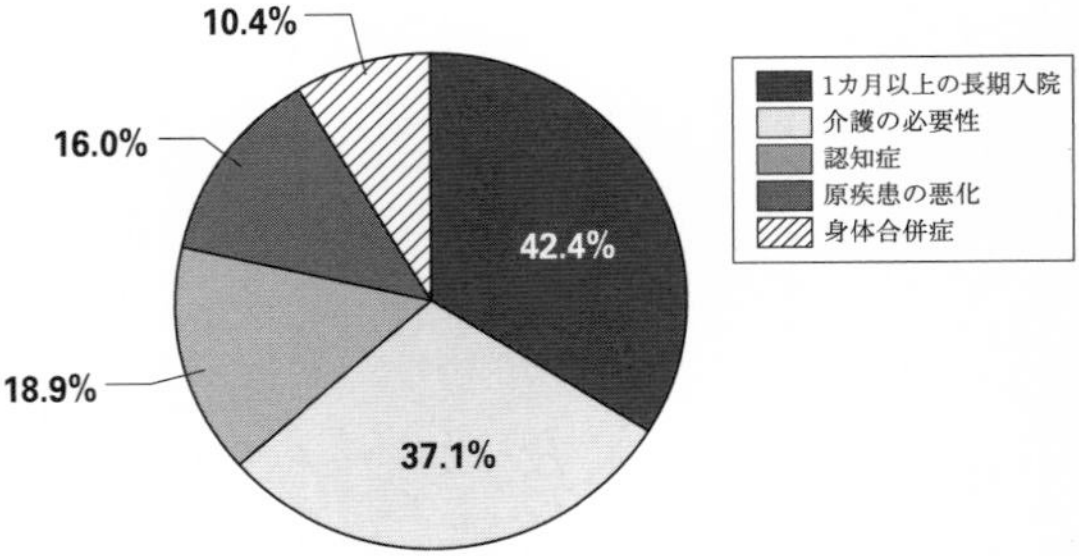

出典：「東京都の救急病院入院患者からみる高齢者救急医療の問題点」吉田昌文ほか（日本救急医学会雑誌Vol.26 687-701P）

図 7 - 7　救急搬送された65歳以上高齢患者における「問題」の内訳
1 カ月以上の長期入院は病院経営にも影響が及ぶ

の都合や転院先が見つからないなどの理由で退院できないこともこの論文では考察されていました。

高齢者の長期入院が問題視される理由の一つは、病院側の保険診療の制度にあります。日本の医療は保険診療が基本です。個人負担分以外の医療費は国から病院へ出ています。

大きな急性期病院の多くは、７：１の看護体制（患者さん７人に対して１人の看護師がいる体制）を取りますが、この場合、診療報酬上は、患者さんの平均在院日数を18日以内にしないといけません。これがクリアできなければ、入院のときの基本料金が下がってしまうのです。これは病院経営にとって痛手になります。

中小病院の看護体制は10：１にしているところが多いですが、この場合の平均在院日数は21日以内です。いずれにしろ、救急患者を診る急性期病院にとって１カ月以上の長期入院患者は、病院経営上非常に重荷になるということです。

また、急性期病院では、次の患者さんのために常に入院用のベッドを空けておく必要があります。しかし、長期入院の患者さんでベッドが占有されると、次の救急患者さんを受け入れられません。これでは地域医療に貢献できないばかりか、新しい患者さんを受け入れられないことによる減収につながりかねません。そのため急性期病院は、入院期間が長期間になりがちな高齢の救急患者に対し「苦手意識」を持ってしまうというのが現実なのです。

実はこの問題も、在宅医療と救急医療の緊密な連携により改善の余地があるだろうと私は考えていました。具合の悪くなった患者さんを在宅医から早め早めに紹介してもらえば、症状が悪化する前に治療に入れると同時に、早く元気になり早く自宅に戻っていただくことができるからです。

そこで、「二つの病院連携」の目標に患者さんの「入院日数短縮」も掲げました。そのために徹底したのが、状態が悪化する前の病院への受診。次に力を入れたのが退院前カンファレンスの実施でした。

患者さんは、退院が決まった時点ですでに必要な治療を終えています。あとは、「ご家族が自宅に連れて帰ることに納得できるかどうか」です。その際重要になるのは、患者さんの医学的な懸念よりも、介護者となるご家族が抱く「看護や介護の懸念」のほうです。患者さんの入院日数は、患者さん自身の具合もさることながら、退院後の患者さんを受け入れるご家族の態勢に大きく影響されるのです。

この問題をクリアにするため、「二つの病院連携」の退院前カンファレンスは、患者さんのご家族（患者さんの介護を主に行う方）、訪問看護師やケアマネジャーに必ず参加を要請しました［写真７－８］。在宅医は必須のメンバーにしませんでしたが、代わりに病院の主治医から在宅医に直接連絡をして情報共有を行うようにしました。

カンファレンスの主なテーマは、「退院後、どのようなサービスを使って生活を支えるか」です。そのとき、病院側がご家族と在宅スタッフに必ず伝えていたのは「いつでも病院に連れて来ていいですよ」ということでした。受け入れ側が常に門戸を開いている姿勢を見せると、退院後の生活に不安を感じているご家族も安心して患者さんを連れて帰れます。それが退院前カンファレンスのいちばんの目的でもありました。

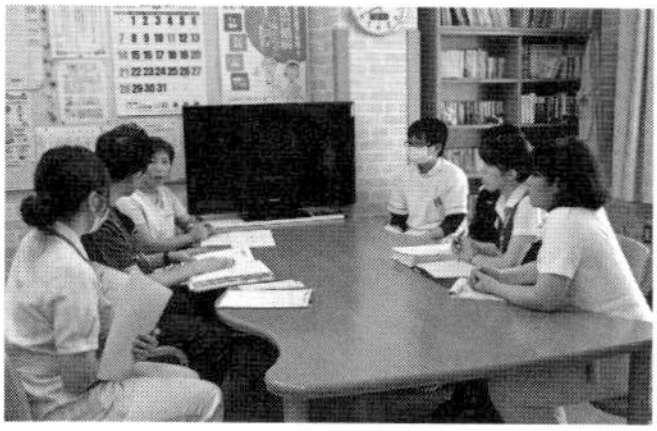

写真7–8　退院前カンファレンスの様子。参加者は在宅側より訪問看護師・ケアマネジャー。病院側より主治医・看護師・MSW・リハビリテーション担当・栄養士。そして、患者さんのご家族（プライバシーに配慮して写真には入っていません）

退院前カンファレンスにおける病院側、在宅側のやり取り

退院前カンファレンスに参加する在宅患者さんのご家族は、実はとても複雑な気持ちを抱えています。

「せっかく退院しても、また具合が悪くなって病院に逆戻りになるのではないか？　入院騒ぎはもうこりごりだ」

「入院した後はなんとなく認知症が進んだようだ。体力も落ちているし以前より介護は大変かもしれない」

「父には申し訳ないが、本当はいつまでも入院していてくれたほうが私たち家族は楽なんだけどなぁ」

　退院を前にして表向きはにこやかにされていても、本音ではこのような思いが、ご家族の頭の中で渦巻いているようです。そんな思いを非難できる人はいないでしょう。誰だって同じ立場になれば、似たようなことを考えると思います。

　だからこそ、退院前カンファレンスは重要になります。前述のように、退院前カンファレンスの目的は患者さんのご家族が安心して患者さんを受け入れられる環境を整えることです。在宅側、病院側のスタッフの協力により、これくらいの環境整備ができますよとご家族に理解してもらわなければなりません。

　カンファレンスは多くの場合、病院の主治医による病状の説明から始まります。内容は、病院での治療はすでに必要がないこと、訪問診療で十分対応可能なこと、在宅医の先生に今後の注意点がすでにきちんと伝えてあることなどです。次に病院側の看護師、リハビリ担当から、自宅で生活するために必要な介助について説明します。同様に栄養士からも、誤嚥などをせずに摂食可能な食事形態について説明します。要するに、病院での患者さんの状態をご家族と在宅側のスタッフに正確に伝えるのです。

これを受けて在宅側の訪問看護師は、たとえば「このようなお薬を飲みましょう」「このような状態になったら早めに在宅医に診ていただきましょう」「今度は入院しないで済むように気をつけましょうね」とご家族への説明を行います。ケアマネジャーはご家族の負担をなるべく軽くするのが仕事ですから、「入院前のサービスに、これとこれを付加しておきましょう」とご家族を安心させる提案をします。こうして漠然とした不安を一つひとつ解きほぐしていくと、ご家族は患者さんを受け入れる心の準備が少しずつ整い、安心します。

最後を締めくくるのは、病院の主治医からの次のような言葉です。

「私たちは○○さんを一度診させていただきました。その日から○○さんは、私たちの病院のかかりつけの患者さんになったのです。また何かあっても、私たちが対応できない病態でない限り病院は必ず○○さんを受け入れます。どうかご安心ください」

すると、ほとんどのご家族からこのような力強いお返事をいただきます。

「本人は帰りたいといっていますし……やってみます！」

「9割が自宅に戻れた」という成果

このような取り組みにより、在宅患者さんを取り巻く状況はどのように変わっていったか。２０１６年から1年間データを取り、連携前の２０１５年と比較した結果をご紹介いたします［表7－9］。

まず、いばらき会の在宅医から小豆畑病院に紹介された患者さんの数は、37名から97名に増えました。このうち入院が必要になった患者さんは、連携前の92％（34人）に対し、連携後は68％（66人）に減りました。重症化する前に病院に連れて来てくれたことで入院が必要になる患者さんが減ったのです。

入院した患者さんにも変化が見られました。連携前は在宅医からの紹介で入院した患者さんは重症度が非常に高く、重症度を測る指標「ＳＯＦＡスコア」は平均で10・２でした。しかし、連携後は平均5.2まで下がっています。ＳＯＦＡスコアとは集中治療室でよく使われる指標です（最高が24点）。10を超えるとかなりの重症と見られ、点数が上がるごとに死亡リスクが高まることが分かっています（ＳＯＦＡ：Sequential Organ Failure Assessment）。

患者さんの重症度が下がれば、入院後に自宅や施設に戻れる割合（在宅復帰率）も当然増

	連携前2015年	連携後2016年	p-value
紹介患者数(人)	37	97	
入院患者数(人)(入院率%)	34 (92%)	66 (68%)	
年齢(歳)	83.6±6.0	83.1±8.5	0.73
性別　M:F(rate of male)	16:18 (0.47)	18:24 (0.27)	0.073
入院患者			
来院時 SOFA score	10.2±4.1	5.2±2.7	<.0001*
入院期間(日)	35.7±17.7	21.6±14.9	<.0001*
入院回数(回)	1.1±0.32	1.8±1.2	0.0005*
在宅非復帰:復帰(復帰率)	11:23 (0.68)	6:60 (0.91)	0.0051*
転帰死亡:生存(生存率)	6:28 (0.82)	2:64 (0.92)	0.018*

すべていばらき会いばらき診療所から青燈会小豆畑病院へ紹介された患者
*p-value<0.05

出典：青燈会小豆畑病院・小豆畑丈夫

表７-９　「一つの病院連携」連携前後の比較
2015年は連携前、2016年は連携後。紹介患者数は倍以上だが入院率は68%に低下した。入院期間は35.7日から21.6日に短縮。在宅復帰率は68%から91%へ増加。生存率（入院中に亡くならずに生存できた確率）も82%から92%に増加。SOFA score5.2は「重症でない」ことを意味する。なお、表中のp-valueとは2015年と2016年の変化を比較して統計的にその差が意味を持っているかということ（有意差という）。p-valueが0.05を切ると有意差ありと判断される

えます。連携後、入院した66人のうち、実に９割にあたる60人が以前に生活していた自宅や施設に戻れたという結果を得られました。一方、亡くなる患者さんの割合は１割を下回り、連携前より死亡率も下がりました。これも、早めに病院に連れて来てくれるようになった成果です。

課題の入院日数は平均で21・6日。こちらも連携前の35・7日に比べて２週間も短くなりました。２週間という数字は高齢の患者さんにとって絶大です。高齢者が入院すると２週間程度で頭がぼんや

りとし始め、1カ月もすると認知機能が低下することはすでに述べたとおりです。

また、連携を始めて1年後に、いばらき会の在宅医（小豆畑病院に在宅患者さんの紹介を行った10人）にアンケートをお願いしました。「在宅医が救急病院に期待することは何か?」という問いです。その結果、50%が「素早い対応」、25%が「紹介する上での気楽さ」と答えました［表7-10］。

実はこれは、私が予想していた結果とは少し異なりました。

当時、在宅医療について書かれた本を読むと、その多くに「在宅医が求めているのは、患者さんが自分の訪問診療に再び戻ってきてくれること」と書いてあったからです。実際に在宅医の先生とお話しすると、そのような反応が多かったのも事実です。ところが、「一つの病院連携」を経験した在宅医に限っては明らかに反応が変わっていました。おそらくこれは、在宅医がスムーズな入院移行を経験した結果、自分たちがそれまでいかに不自由な診療をしていたかに気づかされた結果ではないかと思います。そして、ストレスなく速やかに病院診療に移行できることが、患者さんにとって、在宅医にとって、どれだけ大切なことであるかを知ったからではないかと思います。

病院への紹介時に感じるストレスについての設問では、7割の医師が連携後は患者さんを

連携後の紹介の円滑化	
円滑化した	60%
やや円滑化した	30%
どちらとも言えない	10%
やや煩雑化した	0%
煩雑化した	0%

連携後の紹介ストレス	
軽減した	70%
やや軽減した	20%
どちらとも言えない	10%
やや増加した	0%
増加した	0%

連携救急病院に期待すること（2つ選択）	
素早い対応	50%
紹介する上での気楽さ	25%
診療の緻密さ	15%
患者が在宅医療に戻ってくること	10%
診療報告の充実	0%
その他	0%

連携救急病院への満足度	
満足できた	60%
やや満足できた	20%
どちらとも言えない	10%
やや不満足だった	10%
不満足	0%

この次も連携救急病院へ紹介したいか	
紹介したい	50%
患者の病態次第で紹介したい	50%
紹介したくない	0%
どちらでもない	0%

出典：青燈会小豆畑病院・小豆畑丈夫

表7-10　「一つの病院連携」連携前後の比較アンケート調査

病院に紹介する際のストレスが「軽減した」と答えました。「やや軽減した」と合わせると9割の在宅医のストレスが軽減されたことになります。同様に、在宅医から病院への紹介は「円滑化した」「やや円滑化した」を合わせると9割にのぼりました。

ただし、いばらき会は常勤医と非常勤医を合わせると在宅医が40人もいる巨大グループです。そのうち小豆畑病院に診療依頼をしてくれたのは10人ですから、全員が全員「一つの病院連携」のプロジェクトに共感し、参加してくれたわけではありません。いまだに、医師同士が直接話をしなければいけないというルールに後ろ向きな医師もいて、仕組みとしてまだ十分に機能しているとはいいがたい状況です。それでも、短い入院期間で9割の患者さんが以前の生活場所に戻れたという実績は、私や照沼先生にとって一定の成果と評価できるものでした。

ぎりぎりの場面で重みを持つ在宅医の言葉

在宅医と救急医が緊密な連携を取ることで初めて、患者さんやご家族に納得できる医療を提供できた——そう感じる場面がいくつもありました。特に印象に残っている2人の患者さんをご紹介いたします。

一人は、脳梗塞の後遺症で長く在宅医療を受けていた90歳代の男性患者さんです。

あるとき、左足のつけ根に強い痛みを感じ、いばらき会の在宅医に連絡すると医師がすぐ往診に駆けつけてくれました。在宅医の診断は「非還納性《ひかんのうせい》鼠径《そけい》ヘルニア」。簡単にいえば脱腸が戻らなくなった状態です。緊急手術をしなければ命に関わる病気です。患者さんはすぐ私の病院に搬送されました。

その患者さんは在宅時からほぼ寝たきりの状態でした。手術には当然リスクが伴います。

一緒に病院に来られたご家族に、私は「手術をしなければ助かりません。しかし、高齢であり合併症もあるため、手術侵襲《しんしゅう》で命を落とす可能性もあります」と説明しました。手術をするかどうか、ご家族に判断を委ねたのですが答えはすぐに出ませんでした。

それは当然です。どちらを選んでも大切な家族が亡くなる危険性があるのです。ご家族は返答に窮してしまいました。命の選択を、初めて会う医師に突然突きつけられても困ります。

そこで私は、その場で担当の在宅医に電話をしました。患者さんの状況を説明すると、在宅医はご家族に電話でこう話してくれました。

「お父さんは年齢のわりには心機能も呼吸機能もしっかりしていらっしゃいます。それに、小豆畑先生はこういう手術が得意な先生だから、思い切って手術をしてもらったらどうでしょうか?」

この言葉を聞いて、ご家族は手術を決意されました。

私がもともと救命救急センターで緊急手術を毎日のように行っていたのは既述のとおりです。たしかに私はその手の手術に慣れていました。しかし、医療の世界では「私はこの手術が得意です」というような、科学的根拠のないことはいえません。その点、執刀医ではない在宅医の立場であれば第三者として公平な発言ができます。在宅の主治医として7年以上患者さんを診てくれ、信頼していた先生の言葉には重みがありました。その先生の後押しがなければ、ご家族はもっともっと悩まれたでしょう。もしかすると、手術という選択はなかったかもしれません。

幸い手術は成功しました。出ていた腸を戻して痛みもなくなると、患者さんは数週間後には元気に退院されました。いつもどおりの在宅生活に戻れたのです。

もう一人の方も90歳代の男性でした。

ある大学の教授だった方で、在宅医の話ではとてもインテリジェンスの高い方だったそうです。脳梗塞を何度か起こした後、寝たきりになり、奥さまと娘さんが一生懸命介護されていました。糖尿病、心不全、腎不全も合併していて、飲み込みの機能もだいぶ落ちていました。それでもご家族の献身的な介護により、なんとか口から食事ができる状態が続いていました。

そんななか起きたのが誤嚥性肺炎です。食事中に、食べ物を気管の中に吸い込んでしまったのです。誤嚥性肺炎は、肺の中に異物が直接入ってしまうので急激な呼吸状態の悪化につながります。在宅医がすぐに駆けつけ、100％の酸素を投与しながら救急搬送してくれました。

動脈血酸素飽和度（動脈血内にどのくらいの酸素が含まれているかを示す指標）は90％を下回ると呼吸不全に陥っていることを示しますが、そのときの患者さんは100％の酸素を投与しても80％を維持するのが精一杯で、病院に運ばれてきたときは、このままでは呼吸不全で亡くなってしまうという危うい状態でした。

気管挿管（口から柔らかいチューブを気管の入口まで挿入する手技）を施行して、人工呼吸器による補助呼吸を行わなければ、そのまま息を引き取ってしまいます。しかし、患者さんの年齢や状態を考えると、一度人工呼吸器をつけてしまえば肺炎の治療は行えるものの人工呼吸器は一生外せなくなる可能性が高いと私は判断していました。ご家族に人工呼吸器をつけるかつけないか、事情を説明して尋ねましたが、このときもやはり結論は出ませんでした。「どうしよう、どうしよう」と、見るからにおどおどされるばかりです。

このときもやはり、私は在宅医に電話をして状況を説明しました。すると、在宅医はすぐさま病院に駆けつけてくれました。その先生は5年にわたって患者さんを診てきた先生です。ご家族からも厚く信頼されていました。私は、在宅医を交え、ご家族と私の三者で改めて相談をしました。そのなかで在宅医の先生はこうおっしゃいました。

「○○さん（患者さん）は何度も脳梗塞で倒れ、辛い闘病生活を何年も送ってこられましたよね。ここまで生きてこられたのは、献身的に介護された奥さんと娘さんの力です。これは、すごいことなんですよ。みんながみんな、ご家族からあんなに大切にされている人ばかりではありません。僕は、ずっと見てきて、よく分かっています。まだ十分に会話ができていた頃に、○○さんとお話ししたことを覚えていますか？　○○さんは、『ただ生きているだけの状態で命をつなぎたくはない』とおっしゃっていましたよね。僕とみなさんで、『お父さんらしいね』と話したことを覚えています。奥さんと娘さんがどうしたらいいか迷うのは当たり前です。それだけ、愛しているのですから。でも、ここは一度、お父さんの気持ちになってどうすればいいのか考えてみる必要があるかもしれませんね」

在宅医がそのような話をするうちに、ご家族は気持ちの整理がついたようでした。最終的に人工呼吸器はつけないという判断をされ、病院の個室に入り患者さんとご家族で最後の時間を過ごされることになりました。2日後、患者さんは穏やかに息を引き取られました。

どちらのケースも、もし在宅医が救急の現場に深く関わってくれなければ非常に危うい状況でした。大いにもめることになったでしょう。救急医療に25年以上たずさわってきた経験から、それは明らかでした。

初めて会う病院の医師（救急医）に、「家族の生命に関わる判断をすぐにせよ」といわれて冷静に考えられるご家族はほぼいません。また、救急医とご家族だけの話し合いになった場合、本当なら救えたはずの生命の治療を認めてもらえず、みすみす患者さんを失ってしまうことがあります。逆に、蘇生治療を一生懸命行った結果、ご家族に恨まれることがあるのは既述のとおりです。それが、救急の現場の日常なのです。

しかし、在宅医と救急医が普段から緊密な連携を取っていると、このような生死の選択が迫られるぎりぎりの場面で、患者さんやご家族にとても大きな判断材料を提供することができます。救急医である私も、患者さんに長年寄り添い、病状や人生に対する考え方をよく分かっている在宅医がいるととても助かります。在宅医もまた、ご家族の気持ちをきちんと整理してあげられることで医師としての役割を最後までまっとうできるのです。

在宅と救急の連携は安心への第一歩

今、地域医療の充実が日本中で叫ばれています。「一つの病院連携」のような試みが地域医療にどこまで貢献できるかは、私にはまだ分かりません。地域医療を救う方法の一つにはなれるでしょうが、これが絶対とも思いません。それこそ、フローチャートやマニュアルにできない医療の難しさです。

地域によって、医療の提供体制も異なれば医師同士の関係性も異なります。私たちの地域は、もともと在宅医と救急医が直接話をする機会に恵まれていませんでした。ですから「まずは直接連絡を取り合おう」というところから始めたのですが、なかにはすでに良好な関係性ができあがっている地域もあります。「一つの病院連携」はあくまで私たちの取り組みです。具体的な地域医療の方法論はやはり地域ごとの特性に合わせるべきでしょう。ただ、在宅医療が確実に増えていくこれからの世の中で、患者さんやご家族が安心して生活できるために、在宅医と救急医の緊密な連携が必須になっていくのは間違いないと思います。

在宅医療は、これまで病院にあった外来と入院ベッドが、各家庭・各施設に拡散した状態ともいえます。以前は病院の中で完結していた外来と入院という関係が、今は町単位に広がっているわけです。一つの町の中で在宅医と救急医の連携が取れていないという状態は、病院の中で外来医と病棟医が反目し合っているようなものです。それが患者さんに幸せをもたらすわけがありません。「一つの病院連携」は患者さんやご家族が安心して在宅医療を受けられる第一歩だという思いを胸に、私はこれからもこの取り組みを進めていきたいと思います。そして、私たちだけでノウハウを独り占めするのではなく、この取り組みに参加してくれる施設を増やして、その恩恵を受けられる人を一人でも多く増やしていきたいと思っています。

関心は全国の救急医にも

そのためには、「二つの病院連携」の成果をきちんとデータにまとめ、公的な場で発表し評価していただく必要があると考えました。

そこでまず選んだのが、私のホームグラウンドである日本救急医学会の学術集会での発表でした。日本の救急医の総本山ともいえる学会です。学会は年に一度、全国規模の学術集会を行います。「二つの病院連携」の発表を行った2016年は、当時日本救急医学会の代表理事（いわゆる、いちばん偉い人です）だった横田裕行先生が主催者でした。

学術集会は11月の3日間にわたって開催されました。学会で発表をしたい人は事前に演題登録を行う必要があるのですが、その年に募集されたいくつかのセッションのなかに、私はこんなセッション名を見つけて心底驚きました。

〝終の棲家と高齢者救急―在宅医と救急施設の円滑な連携を目指して―〟

「まさに、私たちが今取り組んでいる内容と同じではないか」。興奮しながら演題登録したのを覚えています。日本救急医学会の学術集会で「在宅医」という言葉が使われたのは、この年が初めてではなかったでしょうか。その頃、日本救急医学会のメインテーマといえば、外傷や心停止の対応、ドクターヘリによる救急医療、東日本大震災に代表される災害医療、または私の専門でもある敗血症の診療などでした。そのような雰囲気のなかで在宅医という言葉が登場したのは、やはり全国の救急医のなかに在宅医療の問題が顕在化していたからなのかもしれません。

私が登録した「一つの病院連携の中間報告」の研究演題は無事採択され、この年の学術集会で発表する機会を得ました。ただし、発表時間は初日の午前8時から。いちばん人が集まりにくい時間です。ところが、いざ会場に入ってみると、200人収容の会場は立ち見まで出る盛況でした。朝早くから全国の救急医がその会場に集まっていたのです。それだけ在宅医療における救急医療の問題は、関心を持つ救急医がたくさんいたということです。「地域医療の問題に悩んでいるのは私たちだけではなかった」——私は発表前にその事実を知ることになり奮起して演者席に上がりました。

パネルディスカッションは聴衆の真剣なまなざしのなか進んでいきました。質疑応答も活発でした。聴講の医師からは鋭い質問が矢継ぎ早に飛びました。どれもが臨床の現場で実際に起こっている問題ばかりです。

また、その日は日本救急医学会では珍しいことですが、海外で活動する医療系ジャーナリストからも質問の手が挙がりました。

「在宅医療と救急医療が、急変した在宅患者の診療を一緒になって行うというのは、患者の立場から考えれば当たり前のことだと思います。どうしてこれが特別なのですか？」

この質問には困りました。そのときは苦しまぎれに、両者の考え方の違いや教育の違いなど、本書でお話ししたようなことを答えたと思います。

この〝素朴な質問〟に代表されるように、在宅医療と救急医療が抱えるさまざまな問題は、会場にいた医師やジャーナリストにある種の刺激を与えたようです。当時、私は年に20回ほどさまざまな学会で発表していましたが（現在は減っています）、その年のその発表後は10人くらいの医師から質問を受け、３、４社の報道機関からその場で取材を受けました。医師になって初めての経験です。それだけ、在宅と救急の問題は一瞬にして広く共有される大きな問題だったといえます。

「一つの病院連携」を一人でできる医師を育てる

本書の最後に一人の医師を紹介させてください。手前味噌で大変恐縮ですが、私の病院に勤務する河野大輔医師です［写真7－11］。

「在宅医療と救急医療が一つになって地域の医療を担うことが地域住民の幸せにつながる」――これが「一つの病院連携」の基本的な考え方です。それを実現する方法は、なにも在宅医と救急医の連携だけではありません。一人の医師が在宅医と救急医、両方の能力を持つことも、ある意味では一つの病院連携を可能にします。実は河野医師は、全国的にも珍しいその能力を持つ医師なのです。

彼はもともと私が救命救急センターにいた頃の後輩です。病棟医長として救急医療に最も力を注いでいた時期に、私のもとで研修医として医師のキャリアをスタートさせました。初期研修医の2年間を終えた後も、私の職場（日本大学医学部救急医学講座）に就職し常に私と仕事を続けてくれました。救命救急センターで5年ほど勉強し救急科専門医資格を取得しています。ところが、救急医として自信を深めてきた頃、東日本大震災被災直後の小豆畑病院を訪ね（当時、私は副院長として被災した病院の再建を手伝っていました）、私にこんな相談をしたのです。

「僕は昔から救急医療の力で地域の医療をよくしていきたいと思っていました。でも、小豆畑病院で患者さんを診ているうちに、救急医療だけでなく在宅医療や高齢者医療、小児医療も勉強したいと思うようになったんです。僕は両方ができる医者になって初めて、本当に地域に必要とされる医者になれそうな気がしています。２つの能力を身につけて小豆畑病院でその力を試すことはできないでしょうか」

その数年前から、彼は救命救急センターで最先端の救急・集中治療を行いながら、私の故郷の病院でも非常勤の医師として在宅医療を含めた地域医療に関わっていました。どうやらその経験が、河野医師の人生観を変えたようでした。

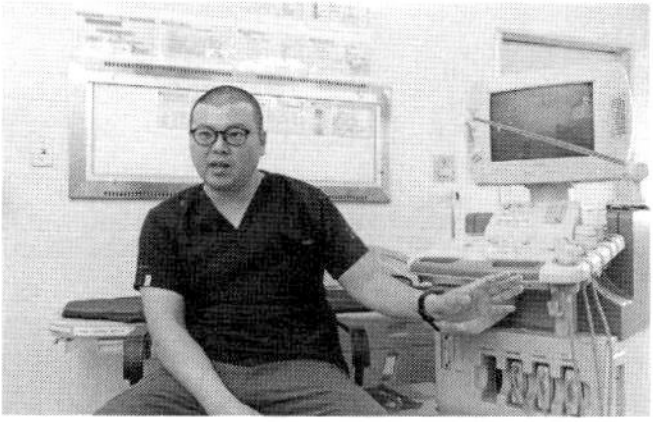

写真７–11　「救急科専門医」であると同時に「家庭医療専門医」でもある河野大輔医師

私は河野医師と相談し、救命救急センターはいったん辞め、ほかの大学で総合診療を一から学ぶ道を勧めました。総合診療とは小児からお年寄りまで診る、文字どおり総合的な診療です。個々の疾患だけでなく、日々の生活に関わるすべてに幅広く対応していくところに特徴があります。当時30歳代前半だった彼は、某大学附属病院の総合診療グループで20歳代前半の同期とともに研修を始めました。そして、家族や周囲の協力と本人の強い意思が結実し、救急科と総合診療科（家庭医療）という２つの専門医資格を身につけ、２０１８年から私の病院で地域医療における先駆的な試みを始めています。

救急医療と総合診療は、まったく畑違いの分野のように思われますが、実は大きな共通項があります。それは「臓器別の診療科」のように専門分野に特化していないということです。「私はお腹の病気しか診られません」「脳の疾患しか診られません」……そういう限定的な分野ではなく、何でも一通り診られなければならないのです。それが彼の強みです。

河野医師は、さっきまで子供に予防接種をしていたかと思えば、今度は重篤な心不全を起こし救急車で運ばれてきた患者さんを診察しています。ときには私の手術の手伝いもしています。専門施設に移すべき患者さんがいれば躊躇なく転送します。そのためには周辺の病院との緊密な連携が必要になりますが、河野医師の周りから慕われやすい性格もあり、うまく関係を構築しているようです。

彼のような、救急の現場でも在宅の現場でも必要とされる医療能力を身につけた医師は、この先医療資源が乏しくなる地域が増えるであろうわが国において、非常に重要な存在になるでしょう。在宅医と救急医の連携が今後ますます重要になるのは既述のとおりですが、河野医師のような2つの能力を持つ医師を育てていくことも、在宅医療と救急医療の狭間にある問題を解決する一つの手段として、すでに議論すべき時期に入っているように思います。

参考

1　人工呼吸器

人工呼吸器の装着が必要になる状態は大きく2つに分けられます。一つは呼吸する力が失われてしまった場合です。原因としては、脳内出血や脳梗塞などによる中枢神経障害、ＡＬＳ（筋萎縮性側索硬化症）や進行性筋ジストロフィーなどの神経難病があります。この場合、肺そのものには異常がなく機能だけが失われるので、人工呼吸器は外部から正常肺を動かす役割を果たします。もう一つは、呼吸する能力は保たれているのに、肺や気管に異常があり十分な呼吸効果（血中に酸素を取り込み二酸化炭素を排出すること）が得られない場合です。典型的な病態が肺炎です。体は一生懸命呼吸をしているのに、肺自体が炎症で傷んでいるため十分な呼吸効果が得られなくなるのです。軽度であれば高濃度酸素を吸ってもらうことで対応できますが、肺炎が大きく広がると人工呼吸器を装着する必要があります。この場合、人工呼吸器は高濃度酸素を流し込むだけではなく、気管の中に圧力をかけたり、送り込む酸素のボリュームを細かく調整したり、呼吸回数を調節したりしながら患者さんが最も楽に呼吸できるよう補助します。これを補助人工呼吸管理と呼ぶこともあります。

緊急で人工呼吸器装着が必要になった場合は、口から気管の奥まで柔らかい気管内チューブ（挿管チューブ）を挿入し、このチューブに人工呼吸器を装着します。チューブを挿入する手技を「気管挿管」といいます。口から気管内チューブが入っていると患者さんは苦しさを感じるので鎮静薬を投与して管理する必要があります。気管内チューブを口から挿入しておける期間は約2週間が限度です。それ以上の長期間になると、気管が浮腫《ふしゅ》を起こしたり潰瘍をつくったりして合併症が起きてきます。そのため、2週間を超える人工呼吸器管理が予想される場合は、気管切開という手術を行い、経口のチューブを抜去《ばっきょ》し気管に直接チューブを挿入します［参考8］。第5章に登場する竹田主子先生は長期間の人工呼吸器装着が必要となるため、気管切開手術を受け頸部《けいぶ》の気管に人工呼吸器につながるチューブが挿入されています。

2　血中酸素飽和度

血液中に含まれる酸素の濃度を示すものです。最高酸素濃度は100％。含まれる酸素濃度はパーセントで表示されます。略語はSpO_2（Saturation［飽和］、Pulse［心拍］、Oxygen［酸素］）。新型コロナウイルス感染症に関するニュースなどで「パルスオキシメーター」で血中酸素飽和度を測ろう」などと取り上げられ一般にも知られるようになりました。SpO_2低下は呼吸障害の指標となるものです。一般的にSpO_2が90％を切ると呼吸不全と診断されます。

3　成人肺炎診療ガイドライン2017

本ガイドラインにある「個人の意思やＱＯＬを考慮した治療・ケア」を私は否定的に捉えていますが、まったく反対の見解を示している研究者もいます。たとえば、死生学を専門とされている会田薫子先生は著書『長寿時代の医療・ケア――エンドオブライフの論理と倫理』（ちくま新書・２０１９年）のなかで次のように述べています。

このガイドラインが２０１７年に発表されたとき、筆者は心底安堵したことを覚えている。それは、本人にとって苦しみの多い時間を減らし平穏な最期を実現するため、抗菌薬による積極的な治療ではなく緩和ケアを中心として看取る選択肢が必要だと主張してきた筆者に対して、「肺炎には抗菌薬を使うもの。抗菌薬を控えるべきという主張は生命軽視で許しがたい」という批判があったからである。

私には、このご意見を完全に否定するだけの見識がありません。まだ十分に考え切れていないと思っています。会田先生は私が研究者として尊敬している方ですが、一点素直にうなずけない点があります。それは、「本人にとって苦しみの多い時間を減らし平穏な最期を実現する」という考え方です。抗菌薬を投与することに苦痛は伴いません。また、苦痛を軽減するためにモルヒネを投与して意識を低下させるような緩和医療が、本当に患者にとって「平穏な最期を実現する」といい切れるかも疑問です。哲学的な問いになりそうですが、私を含めもっと突き詰めていかなければ本当の答えは見つからないような気がしています。

4　命の規制緩和

これは私の造語です。本文中に例示した以外にも「命の規制緩和」と考えられる事例は、近年いくつもあります。個々の取り組みは、たしかに高齢社会において検討されるべき項目であると思います。しかし、日本社会すべての潮流が「高齢者や治らない病気の治療はもうやめようよ」という方向に進んでいることに私は少し恐れを感じています。逆方向の話は、ここ10年くらい聞いたことがありません。こうした風潮が、「十分治せる病気であっても高齢だから治療はやめましょう」「安楽死を容認しよう」という流れにもつながっているような気がします。多くの人が無自覚に、知らないうちにこの流れに乗っていくことにどうしても危機感を抱いてしまうのです。以下は「命の規制緩和」と考えられる事例です。

①東京消防庁「心肺停止患者の蘇生中止・不搬送を条件付きで認める」（2019年12月）。運用の条件：救急隊から「かかりつけ医等」に連絡し、以下の項目を確認できた場合、心肺蘇生を中断し「かかりつけ医等」または「家族等」に傷病者を引き継ぐことができるように救急隊の活動指針を変更した。

・Advance Care Planning（ACP）が行われている成人で心肺停止状態であること
・傷病者が人生の最終段階にあること
・傷病者本人が「心肺蘇生の実施を望まない」こと
・傷病者本人の意思決定に際し想定された症状と現在の症状とが合致すること

「東京消防庁」 https://www.tfd.metro.tokyo.lg.jp/lfe/kyuu-adv/acp.html

②日本救急医学会・日本集中治療医学会・日本循環器学会「救急・集中治療における終末期

医療に関するガイドライン〜3学会からの提言〜」(2014年11月)。救急・集中治療における終末期の意味を定義した。「救急・集中治療における終末期」とは、集中治療室等で治療されている急性重症患者に対し、適切な治療を尽くしても救命の見込みがないと判断される時期のこと。患者がこの時期であることをチームで客観的に判断した場合、本人または家族から治療中止の希望があることを条件に人工呼吸器などの生命維持装置の終了をしてもよいと提言した。

「日本集中治療医学会」 https://www.jsicm.org/pdf/1guidelines1410.pdf

5　胃瘻《いろう》

脳内出血・脳梗塞などによる中枢神経損傷、ALS(筋萎縮性側索硬化症)・進行性筋ジストロフィーなどの神経難病、もしくは高齢化などにより、人の嚥下能力(食物を気道に誤嚥せずに、きちんと食道から胃へと飲み込んでいく力)は低下することが分かっています。口からの食物摂取が不可能と判断されたときの対応策として、腹壁から直接胃の中へチューブを挿入しチューブを介して食物を胃の中へ送り込むことを胃瘻といいます。普段は、腹壁に直径2センチほどのボタンがついているだけで、腹部からチューブが飛び出しているわけではありません。栄養を注入するときだけボタンにチューブを連結させます。入浴もできます。通常、栄養注入は1日3回。栄養剤にはさまざまな形態があり、1回あたり2〜3時間かけてゆっくりと自然流入していくタイプと、4〜5分でカテーテル（大きな注射器みたいなもの）を用いて注入するタイプがあります。

胃瘻を造設する手術を胃瘻造設術といいます。医療界ではしばしばＰＥＧ（ペグ）と呼ばれます。ＰＥＧ（Percutaneous Endoscopic Gastrostomy／経皮内視鏡的胃瘻造設術）とは内視鏡を使って「おなかに小さな口」をつくる手術です。ＰＥＧの手技は内視鏡的に行う手術で約30分でできます。詳しく知りたい方には以下のサイトがお勧めです。

「Patient Doctors Network（ＰＤＮ）」　https://www.peg.or.jp/eiyou/peg/about.html

また、すでに胃の手術をしているなどの理由で胃瘻をつくれない場合は、頸部食道から管を食道に挿入し、その管を胃まで送り込むＰＴＥＧ（Percutaneous Trans-Esophageal Gastro-tubing／経皮経食道胃管挿入術）という方法があります。管理法は胃瘻と同じです。詳しくは、日本ＰＴＥＧ研究会のサイトをごらんください。

「日本ＰＴＥＧ研究会」　http://www.pteg.jp/index.html

6　一つの病院グループが、さまざまな在宅医療サービスを一括して提供

私の法人では「小豆畑病院在宅医療グループ」という組織が、急性期病院を中心に訪問診療を行っています。グループには、訪問看護ステーション（訪問看護、リハビリテーション）、訪問介護ステーション（訪問介護）、訪問栄養指導部門（管理栄養士）、居宅介護支援事業所（ケアマネジャー）が附属しています。一つのグループ内で在宅医療のすべてを賄えるようにしているのが特徴です。また、急性期病院があるため速やかに入院ができるのもメリットの一つです。さらに、在宅での生活や介護が困難になった方のために、介護老人保健施設、特別養護老人ホームも附属しています。認知症対応のための地域密着型小規模多機能施設も一緒に活動しています。

この形態は全国的にはまだ少数ですが、私個人としては、病院、在宅医療に関するすべてのステーション、介護施設を包含した在宅医療グループによる在宅医療こそ、多様な患者さんの要望に応えることが可能になるかたちと考えています。現在もさらなる充実化を進めているところです。

「小豆畑病院在宅医療グループ」　https://azuhata-homecare.com/

7　在宅専門医、訪問診療専門医

「在宅専門医」「訪問診療専門医」という専門医の資格はありませんが、日本在宅医学会（2019年に日本在宅医療学会と合同して日本在宅医療連合学会に）が2010年より独自に始めた学会認定専門医は存在します。ただし、日本専門医機構（国が認めたすべての専門医を統括する）が認定した専門医（内科専門医、救急科専門医など）ではなく、学会が独自につくった学会認定専門医です。本書では両者を区別して日本専門医機構の専門医を「専門医の資格」と定義し、日本在宅医療連合学会の専門医はこの範疇ではないと考えました。

「日本在宅医療連合学会」　https://www.jahcm.org/system.html
「日本専門医機構」　https://jmsb.or.jp/

8　気管切開

人工呼吸器を長時間使用するためには、頸部の皮下に通る気管に直接気管チューブを挿入し、チューブに人工呼吸器を装着する必要があります。そのためには皮膚およびその下の気管を切開し、柔らかい気管チューブを挿入する手術が必要になります。その手術手技を気管切開術といいます。

9　日本在宅救急医学会

２０１７年、救急医である小豆畑丈夫と在宅医である照沼秀也医師が、地域医療の完成のためには、在宅医療と病院医療（救急医療）を一つにまとめることが必要であるという理念の下に結成した日本在宅救急研究会が前身です。２０１８年、一般社団法人日本在宅救急医学会に昇格しました。この学会の特徴として、会員が医師に限らず、看護師、ケアマネジャー、医療ソーシャルワーカー、社会学者など、多岐にわたることが挙げられます。

「一般社団法人日本在宅救急医学会」 http://zaitakukyukyu.com/index.html

10　竹田主子先生の講演（第3回　日本在宅救急医学会　学術集会・２０１９年）

講演で使用されたパワーポイントおよび講演内容が日本在宅救急医学会のウェブサイトにまとめてあります（「神経難病重度障害者の在宅医療と救急問題――医師として患者としての立場から」）。在宅医療に関わる方、神経難病に関わる方、そして、「生きるって何だろう」と考えてしまう私のような方にごらんいただければと思います。医師として、患者として、両方の立場から神経難病患者が抱える在宅医療の救急問題を浮き彫りにされた素晴らしい講演でした。会場の誰もが釘付けにされました。

「竹田主子先生招待講演記録」 http://zaitakukyukyu.com/record.html

11 NPO法人ALS／MNDサポートセンターさくら会

ALS（筋萎縮性側索硬化症）をはじめとした神経難病の方たちを支え続ける会です。さくら会のウェブサイトでは、重度訪問介護の資格を取るために必要な研修、神経難病の方の生活を支援する社会保障制度、実際に在宅で生活されている方の様子などを知ることができます。神経難病で日常生活に悩みを抱えている方、重度訪問介護に必要な資格獲得を考えている方などにとって参考になるサイトです。

「さくら会」 http://sakura-kai.net/pon/

あとがき

在宅医療はまだ始まったばかりの医療です。不十分な点、未整備な点が多々あります。なかでも一般の方にとって分かりづらいのは、在宅医療という制度そのものではないでしょうか。

病院の診療なら、具合が悪くなれば、まずは近くの病院に行って診てもらおうと誰もが思います。しかし、在宅医療は誰かに相談したいと思っても、どこに行って誰に相談すればよいのか、そんな初歩的なことすら分かりません。第2章で、私の友人が在宅医療をどうやって受ければよいか分からずに戸惑ったという話をご紹介しましたが、そのような方は今も全国にたくさんいらっしゃると思います。

友人が病院を退院して最後は自宅で過ごしたいと考えるようになったとき、私は彼の奥さまから立て続けにこんな質問を受けました。

「在宅医療には訪問診療とか訪問看護とかサービスがいろいろあるようですが、何をどのように導入すればよいのでしょうか？」

「自宅で具合が悪くなったらどうしたらよいでしょうか？」

「私が自宅で最後まで看てあげられるかどうか、正直にいうと自信がないんです。それでも家に連れて帰ってよいものでしょうか？」

力になってあげたいという思いとは裏腹に、当時まだ救命救急センターにいた私は、在宅医療について適切な答えを返せるだけの知識をあまり持ち合わせていませんでした。

その後、故郷の茨城に戻り、今の病院で救急医療と在宅医療をミックスした診療を始めるようになって初めて、私は在宅医療に関する本格的な勉強を始めました。在宅医療のパイオニアの医師たち、医療倫理学を専門とする社会医学の学者、緩和治療や終末期医療の専門家、医療制度に詳しい医療ソーシャルワーカーやケアマネジャーたち、多くの方たちにご教示いただきながら、ときには一緒に議論を重ねて、理想の在宅医療はどうあるべきかについて、自分なりの考えを少しずつ固めていったように思います。本書の前半は、いわば在宅医療の素人だった救急医が、一般の方たちと同じように一から在宅医療を学んでいった成果といえるかもしれません。

現在の在宅医療の仕組みは、多くの法律が複雑に絡みあってつくられています。それはまるで大型書店を訪れたときのように、全体像を把握するまでに多大な労力を要します。豊富な品揃えが人気の大型書店は棚を眺めているだけで1日が過ぎますが、ある特定の目的があって訪ねたときは、むしろ品揃えの多さが仇になります。太宰治の小説を探したいだけなのに、太宰治だけで構成されたコーナーは存在せず、出版社ごとに分かれた書棚を一つひとつ見て回るしかありません。彼に関する評論も探したいと思えば、評論のコーナーまで足を運ぶ必要があります。彼の写真を見たい人は、写真集のコーナーもウロウロしなくてはならないでしょう。

在宅医療の制度設計上、それは仕方のないことです。ただ、少なくとも本書に限っては読者にわずらわしい思いをさせないように、在宅医療に関するあらゆる疑問に一通り答えられるような構成、内容を心がけました。たくさんの情報が分散している大型書店ではなく、必要な情報が1カ所にぎゅっと詰まった、コンセプト重視の独立系書店のイメージです。そして、こだわりの店主が、セレクトした一冊一冊にコメントをつけて紹介するように、救急医の立場から見た在宅医療の実態をできるだけ噛み砕いてご紹介したつもりです。在宅医療に関するさまざまな情報のなかで、本書が気の利いた「セレクト書店」になれたかどうかは、読者のみなさんのご判断に委ねたいと思います。
本書が在宅医療の仕組みについて知りたい方、ご自身やご家族が今まさに在宅医療を検討されている方、介護施設・高齢者施設の分類とその特徴を知りたい方など、多くの方々のお役に立てたなら幸いです。また、重度障害や難病を抱え、「自分はこれから〝普通の生活〟を送れるのだろうか」と深い不安にさいなまれている方に、私なりの、精一杯のメッセージを届けることができていたら、と思っています。

2021年3月

小豆畑丈夫

小豆畑丈夫（あずはたたけお）

医療法人社団青燈会小豆畑病院理事長・院長および救急・総合診療科部長。日本大学医学部救急医学系救急集中治療医学分野臨床教授。日本歯科大学生命歯学部外科学講座非常勤講師。1995年日本大学医学部卒、同大学病院の救命救急センターで研修を終えた後、外科学を専攻。'98年に日本大学医学部大学院に進み、その間に米国アイオワ大学へ留学し、がん遺伝子研究で学位を取得。2006年日本大学医学部附属板橋病院救命救急センターに移り、'13年診療准教授に就任。'15年実家の青燈会小豆畑病院に戻り、大学病院時代の仲間と共に、在宅医療と救急医療を中心とした地域医療に従事している。'17年日本在宅救急研究会（現在、日本在宅救急医学会）を結成し、新しい地域医療のあり方を研究・発信し続けている。本書が初の著書。

在宅《ざいたく》医療《いりょう》の真実《しんじつ》

2021年5月30日初版1刷発行

著　者 —— 小豆畑丈夫
発行者 —— 田邉浩司
装　幀 —— アラン・チャン
印刷所 —— 萩原印刷
製本所 —— 国宝社
発行所 —— 株式会社光文社
東京都文京区音羽1-16-6（〒112-8011）
https://www.kobunsha.com/
電　話 —— 編集部03(5395)8289　書籍販売部03(5395)8116
業務部03(5395)8125
メール —— sinsyo@kobunsha.com

 ISBN 978-4-334-04543-2

光文社新書

1101
Z世代
若者はなぜインスタ・TikTokにハマるのか？
原田曜平
「Z世代」は「ゆとり世代」と何が違うのか？　世代人口が少ないにもかかわらず、彼らの発信力・拡散力はなぜ巨大なのか？「スマホ第一世代」を若者研究の第一人者が徹底分析。
978-4-334-04507-4

1102
教養としての腕時計選び
篠田哲生
そこかしこで時刻を確認することができる時代、人は何のために腕時計を身につけるのか。成熟した大人の身だしなみ、あるいは「教養」としてとらえ直し、時計選びのセンスを高める。
978-4-334-04510-4

1103
知らないと恥をかく「性」の新常識
齋藤賢
#MeTooをはじめとした近年の様々なムーブメントの分析や、多彩なアクティビストへのインタビューなどを通じ、「性」をめぐるこの国の現在地を鮮やかに抉り出すルポ&批評。
978-4-334-04511-1

1104
警察官の出世と人事
古野まほろ
「階級」だけでは見えてこない、複雑な「警察官の出世と人事」の仕組みを、元警察官僚のミステリ作家が徹底解説。企業の人事担当者、出世が気になるビジネスパーソンも必読！
978-4-334-04512-8

1105
定年前、しなくていい5つのこと
「定年の常識」にダマされるな！
大江英樹
年金は破綻しない、地域デビューは危険、夫婦で旅行もいらない……人気経済コラムニストが「不安に駆られてしない方がいいこと」を、経験と豊富な取材に基づき、5つの分野で具体的に指南。
978-4-334-04513-5

1106
人類はふたたび月を目指す
春山純一

今、月を目指す国や民間企業が世界で続々と現れている。日本の月探査計画に携わり、「月の縦孔の発見」で世界的に知られる著者が、探査や発見をめぐるスリリングな舞台裏を綴る。

978-4-334-04514-2

1107
見るレッスン
映画史特別講義
蓮實重彥

サイレント、ドキュメンタリー、ヌーベル・バーグから現代まで120年を超える蓄積と向き合い、作品の最も優れた瞬間で刮目する方法を、シネフィル教授が初めて新書で指南。

978-4-334-04515-9

1108
コロナ対策 各国リーダーたちの通信簿
栗田路子　プラド夏樹
田口理穂　冨久岡ナヲ
片瀬ケイ
クローディアー真理
田中ティナ

世界が一様にパンデミックに包まれた中、各国首脳の言動には大きな違いが。そしてその違いはコロナ禍の行方も左右した。7人の海外在住ジャーナリストが綴るリーダーの素顔。

978-4-334-04516-6

1109
洋画家の美術史
ナカムラクニオ

あちこちの美術館や切手で見たことはあっても、実はよくは知らない「洋画」の世界。画家たちの波瀾万丈な一生を追いながら、作品と近代美術史の流れをわかりやすく解説する。

978-4-334-04517-3

1110
相続地獄
残った家族が困らない終活入門
森永卓郎

ある日突然ふりかかり、一歩間違えると泥沼にはまる相続問題。自身の経験をもとに、今日からできる森永流・生前整理術を伝授する新時代の「相続の教科書」。

978-4-334-04518-0

1111
光免疫療法
がんを瞬時に破壊する
身体にやさしい新治療が医療を変える
小林久隆
新しいがんの治療法が世界で注目を集めている。どのような治療法なのか？　身体への負担や副作用は？　転移・再発の可能性は？　アメリカ国立衛生研究所の日本人開発者が初めて綴る。
978-4-334-04519-7

1112
誤読のイタリア
ディエゴ・マルティーナ
イタリア文化を見つめる旅は、日本文化を再発見する旅だ。夏目漱石など日本文学を愛するイタリア人が、文化の「誤読」と「正読」についてユーモアを交えて綴った心温まるエッセイ。
978-4-334-04520-3

1113
平成・令和　学生たちの社会運動
SEALDs、民青、過激派、独自グループ
小林哲夫
2010年代、学生による社会運動はどのように繰り広げられたか？　かつての学生運動と何が違うのか？　SEALDsから過激派まで長期にわたる徹底取材による闘いの記録。
978-4-334-04521-0

1114
いつまでも親がいる
超長寿時代の新・親子論
島田裕巳
人生100年時代を迎え、私たちは「いつまでも親がいる社会」を生きるようになった。そこで新たに生じる親子関係の課題とは？「永遠のテーマ」を捉え直す、著者初の親子論！
978-4-334-04522-7

1115
死ぬまで噛んで食べる
誤嚥性肺炎を防ぐ12の鉄則
五島朋幸
誤嚥性肺炎の原因は唾液だった！　大切なのは「歯と歯が噛み合うこと」。訪問歯科のカリスマが口腔ケアの正しい知識を解説。　口から食べることを諦めないことが、元気に繋がる！
978-4-334-04523-4

1116
日本のスポーツビジネスが世界に通用しない本当の理由
葦原一正

スポーツビジネスは特殊なビジネスではない。経営面でも海外で戦えるようになるために必要なものとは何か、スポーツに憑かれたB.LEAGUE創設の立役者が明かす熱きビジネス論。

978-4-334-04524-1

1117
大学教授、発達障害の子を育てる
岡嶋裕史

自閉スペクトラム症の息子と、自分もその傾向があった父親の日常生活奮闘記。職業柄、大量の文献を読み込み、医師、臨床心理士、役所、教師、そして世間とのズレに挑むが……。

978-4-334-04509-8

1118
渋沢栄一に学ぶ大転換期の乗り越え方
田口佳史

道徳なくして、ビジネスは成立しない。激変する時代を生きるビジネスパーソンのために、「渋沢栄一の生涯」と『論語と算盤』、そして『論語』をもとに「仕事の本質」を説く一冊。

978-4-334-04525-8

1119
資本主義から脱却せよ
貨幣を人びとの手に取り戻す
松尾匡
井上智洋
高橋真矢

「安心な生活」が失われているのはなぜか。それは〈経済の仕組み〉に問題があるからだ。経済学の論客二人と不安定ワーカーが、いま〝発明〟すべき「新しいストーリー」を提示する。

978-4-334-04526-5

1120
カラー版 王室外交物語
紀元前14世紀から現代まで
君塚直隆

時代遅れの遺物から、平和を支える存在に――現代に力を発揮する王室・皇室外交を、紀元前の中東から中世・近代の欧州、大戦前後の英王室へと辿り、日本の皇室のあり方も振り返る。

978-4-334-04527-2

1121
ルポ 婚難の時代
悩む親、母になりたい娘、夢見るシニア

筋野茜
尾原佐和子
井上詞子

住職がサポートする「寺コン」、親が相手を探す「代理婚活」、コロナ禍での「オンライン婚活」など、十人十色の婚活模様と日本人の結婚観を共同通信の女性記者三人が徹底取材！

978-4-334-04528-9

1122
未来は決まっており、自分の意志など存在しない。
心理学的決定論

妹尾武治

「我々の自由意志とは錯覚であり、幻想である」——心理学、生理学、脳科学、量子論、人工知能、仏教、哲学、アート、文学、サブカルを横断し、気鋭の研究者が世界の秘密に挑む。

978-4-334-04529-6

1123
ドレミファソラシは虹の七色？
知られざる「共感覚」の世界

伊藤浩介

「真っ赤な嘘」は、なぜ赤色？「いろいろ」は、なぜ「色々」？音や文字に色を感じる〝共感覚〟はなぜ生じるのか。気鋭の脳科学研究者による、ヒトの認知の不思議に迫るスリリングな一冊。

978-4-334-04530-2

1124
巨人軍解体新書

ゴジキ
(@godziki_55)

ファンもアンチも日本一多い球団、読売ジャイアンツの「勝利の哲学」とは。巨人軍の21世紀のスター選手たちを振り返りながら、パ・リーグへの対抗策を考える。

978-4-334-04531-9

1125
20世紀論争史
現代思想の源泉

高橋昌一郎

現代の思想を理解するためには、20世紀の偉大な知性が議論を重ねた諸問題を踏まえなくてはならない。「教授」と「助手」が時にユーモラスに対話しながら道案内を務める知の論争史。

978-4-334-04532-6

1126
運気を引き寄せるリーダー 七つの心得
危機を好機に変える力とは
田坂広志

「強運」のリーダーは、メンバーやチームにも「強運」を呼び込む。「運の強さ」は、誰でも意識的な努力で身につけることができる。先端科学に基づいた二一世紀の「新たな運気論」。

978-4-334-04533-3

1127
もしも、私が「がん」になったら。
81歳、現役医師の準備と決意
藤田紘一郎

81歳、免疫が専門の名物医師がとことん「がん」と向き合った。仕事は続ける？　治療は受ける？　改善すべき生活習慣は？　発症しても慌てない、嘆かないためのがん入門書。

978-4-334-04534-0

1128
お笑い世代論
ドリフから霜降り明星まで
ラリー遠田

芸人の「第七世代」という言葉が一般にも広まるなか、それ以前の世代が誰なのか、どのような変遷を経て現在に至ったのかを改めて振り返る。「世代論」で読みとく戦後芸能史。

978-4-334-04535-7

1129
郵政腐敗 日本型組織の失敗学
藤田知也

郵便事業の創業から一五〇年を迎えた日本郵政グループ。従業員四〇万人を超える巨大組織の実態は、「腐敗の構造」と究極の「事なかれ主義」だ。朝日新聞のエース記者が徹底取材！

978-4-334-04536-4

1130
「倫理の問題」とは何か
メタ倫理学から考える
佐藤岳詩

それは良いことか、悪いことか。これは正義か、不正義か—。日常がゆらいだときに現れる倫理の問題に、私たちはどう向き合えばいいのか。世界の眺め方が変わるメタ倫理学入門書。

978-4-334-04538-8

光文社新書

1131
名画で読み解く
プロイセン王家 12の物語
中野京子

フリードリヒ大王とビスマルクという傑物を擁し、世界最強国の一角に食い込んだプロイセン。ヨーロッパの原型を作った王家の217年間の人間ドラマを名画とともに繙く。

978-4-334-04539-5

1132
幽霊消防団員
日本のアンタッチャブル
高橋祐貴

活動をしていないのに自治体から一定の公金を受け取る「幽霊消防団員」。全国に広がる不正の実態がこれまで放置されてきたのはなぜか？　若手新聞記者が日本のタブーを斬る！

978-4-334-04540-1

1133
「女性向け風俗」の現場
彼女たちは何を求めているのか？
柾木寛

昼の顔は営業マン、夜の顔はあらゆるお客様に分け隔てなく接するセラピスト。性だけの繋がりゆえに彼女たちが教えてくれた、この国のジェンダーとセックスの本音。

978-4-334-04541-8

1134
理系研究者の「実験メシ」
科学の力で解決！　食にまつわる疑問
松尾佑一

太陽光でもお米は炊ける？　なぜ超音波をかけるとお酒は美味しくなる？　食にまつわるふとした疑問。大学教員が自ら実験して確かめる！　食欲と知識欲を刺激する異色の食エッセイ。

978-4-334-04542-5

1135
在宅医療の真実
小豆畑丈夫

在宅医療は「より良く生きるため」の手段／初めてでもうまくいく在宅医療の受け方／家族の負担をなるべく軽く——在宅医療に関わる救急医が、込み入った全体像を丁寧に整理・解説。

978-4-334-04543-2